（赠光盘）

根治型拔罐疗法

（第2版）

吴　彪　李志锐
于洪名　吴　娟　编著

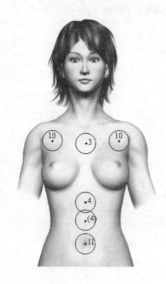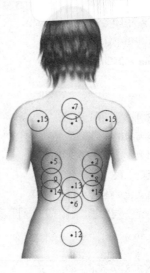

辽宁科学技术出版社

·沈阳·

图书在版编目（CIP）数据

根治型拔罐疗法 / 吴彪等编著. —2版. —沈阳：
辽宁科学技术出版社，2014.10（2023.4 重印）
ISBN 978-7-5381-8782-3

Ⅰ.①根… Ⅱ.①吴… Ⅲ.①拔罐疗法 Ⅳ.①R244.3

中国版本图书馆CIP数据核字（2014）第 182993 号

出版发行：辽宁科学技术出版社
　　　　　（地址：沈阳市和平区十一纬路 25 号　邮编：110003）
印 刷 者：辽宁新华印务有限公司
经 销 者：各地新华书店
幅面尺寸：170mm×240mm
印　　张：10
字　　数：100 千字
出版时间：1998 年 8 月第 1 版
　　　　　2014 年 10 月第 2 版
印刷时间：2023 年 4 月第 9 次印刷
责任编辑：寿亚荷　凌　敏
封面设计：翰鼎文化 / 达达
光盘制作：刘立克　刘美思　林　玉　刘　实
版式设计：袁　舒
责任校对：刘　庶
书　　号：ISBN 978-7-5381-8782-3
定　　价：38.00 元（赠光盘）

联系电话：024-23284370，23284363
邮购电话：024-23284502
E-mail：syh324115@126.com
http://www.lnkj.com.cn

再版前言

《根治型拔罐疗法》一书出版以后，我们出版了《排毒拔罐疗法》一书，也就没有再印刷《根治型拔罐疗法》一书。但是，一些读者为没有买到《根治型拔罐疗法》这本书而感到遗憾，甚至自己去复印了这本书。为了满足这部分读者的需要，同时把出版《排毒拔罐疗法》一书以后的经验和体会也总结出来，我们决定修订《根治型拔罐疗法》一书。

自从《根治型拔罐疗法》出版以后，有一些久治不愈的疑难病患者采用这种方法治愈了自己的疾病，恢复了健康。因此，笔者有必要进一步充实《根治型拔罐疗法》一书，以帮助更多久治不愈的患者恢复健康。俗话说得好："偏方治大病"。根治型拔罐疗法来自民间，那些认为只有正规医院的"医生"才能治愈疾病的认识是不完全正确的。

《根治型拔罐疗法》一书介绍了根治型拔罐方法的经验，《排毒拔罐疗法》一书介绍了排毒拔罐方法所依据的人体生理学原理。虽然书的名称不同，但是内容是相通的。名称的不同反映了我们对拔罐这种方法认识的改变。在这本书中，笔者将进一步介绍拔罐所依据的科学原理和体会。

通过对中医理论和人体生理学知识的学习，我们认识到："气"和"血"是人体中同等重要的两种物质，"气"和"血"是两种同样重要的治疗疾病的途径。药物治疗，是一种通过"血"的途径治疗疾病的方法，拔罐疗法是一种通过"气"的途径治疗疾病的方法。如果缺少了"气"的途径也就缺少了"一半"的治疗疾病的方法。只有两者的结合，才能真正治愈绝大多数疾病。

本书第三章第五节是第一版书中第四章《经络学说与根治型拔罐疗法》的最后一节，标题是《根治型拔罐疗法的治疗原理》。由于我们对根治型拔罐疗法治疗原理的认识在不断地增加，又因为中医的经络学说

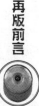

在很多书中都有论述，所以，就不再保留经络部分的内容，只将这一节的其他内容保留下来，标题改为《对根治型拔罐疗法治疗原理的原始认识》，而将根治型拔罐疗法的治疗原理作为第四章的内容进行介绍。特此说明。

李志锐

2014年6月30日

前　言

　　中医理论有着几千年的历史，积累了极其丰富的经验，是中华民族对人类的巨大贡献。在民间，有着数不尽的偏方和各种各样的治疗方法，对医治和根除疾病，特别是根除各种疑难病症，起到了很好的治疗作用。这些行之有效的方法，仍有待于人们不断地挖掘，使之造福于人类。在众多的拔罐疗法中，存在着这样一种治疗方法——根治型拔罐疗法。

　　根治型拔罐疗法主要是通过罐具，吸拔人体经络系统和五脏六腑的皮部区域，来医治人体的疾病。对于一些难治之症，也会起到意想不到的治疗效果。这种疗法是一种对疾病根治型的治疗方法。此方法简便易行，宜于掌握，适合于在医院和家庭中使用。

　　本书的作者中有一位七旬老人，他本人患有多种疑难病，最终还是通过自我应用根治型拔罐疗法驱除了自身的复杂病症。他在恢复健康以后，总结出这种疗法的治疗经验，以期能够帮助那些患有多种疾病而且经济拮据、至今没有寻找到合适的治疗方法的患者，使他们克服疾病带来的痛苦。特别是帮助那些患有疑难病症的患者，消除由于难治而不治所罩在他们头上的阴影，使他们对生活重新燃起希望的火花。

　　本书的篇幅并不长，主要是希望引起人们对它的重视。人们将会在根治型拔罐疗法的具体应用中，体会到这种疗法被推广的重大意义。

　　衷心希望根治型拔罐疗法在普及、运用中能得到进一步提高及发扬光大，促进中医理论中拔罐技术的发展及拔罐理论的提高。

　　由于理论水平低，实践机会少，不当之处请各方予以批评指正。

李志锐

1998年2月1日

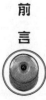

目　录

目
录

根治型拔罐疗法

目
录

根治型 拔罐 疗法

目
录

第一章
常见拔罐疗法概述

根治型拔罐疗法的基本手法是出自于常见拔罐疗法，所以，有必要把常见拔罐疗法简述一下。

常见的拔罐疗法，是广泛流传于民间的一种简易可行的治疗方法。"针灸拔罐，不好去一半"的说法，家喻户晓。拔罐疗法属传统中医疗法，是针灸学的一部分，基础理论是已有2000多年历史的经络学说。这一疗法，在我国劳动人民同疾病斗争的过程中，不断地完善和发展起来。

一、拔罐疗法的工具

拔罐疗法的工具现在主要采用火罐，古时用竹罐、陶罐，现在多用玻璃罐和陶罐，玻璃罐又常常被广口罐头瓶所代替。此外，因为具有自己也能在后背拔罐的功能，塑料拔罐器也越来越广泛地应用于根治型拔罐疗法。

二、火罐的上罐方法

拔罐的吸引过程俗话叫作上罐。上罐的方法有投火法、闪火法、布架法，其他还有水罐法、抽气法等。

（1）**投火法**：用5~7厘米大小的纸片（废报纸或书纸均可，因为它们含油多、薄、易燃），折叠一下点燃后投入罐内，罐扣于皮肤之上。上罐时，罐口上端先接触皮肤，之后下端扣在皮肤上。当罐口接触皮肤时，不要用力按，轻轻贴在皮肤上即可吸住。患者取坐位姿势。

（2）**闪火法**：将酒精棉绕在铁丝一端，制成酒精火焰棒，蘸以适量酒精后点燃，一手拿罐，另一手将火迅速送入罐内转一圈，快进快出，快速将罐扣于皮肤上，患者可取随意姿势。

（3）**布架法**：把硬币用布包上，做成毽子样，留3~4厘米的布头，蘸上食油或酒精，放在需上罐的部位，点燃后将罐具扣上，患者应取平卧姿势。

（4）**水罐法**：一般用竹罐，先将竹罐放在锅内加水煮沸，使用时，将罐子倾倒，用镊子夹出，甩去水液或用折叠的毛巾紧扣罐口，趁热按在皮肤上即能吸住。古时常用此法。

（5）**抽气法**：现在有各式各样的塑料拔罐器，基本上都是排出罐具内的空气，罐具内形成真空，达到拔罐的效果。

采用投火法和闪火法上罐时，若操作不当，易烧伤皮肤，常使患者望而生畏。虽然各种抽气罐有取代火罐的趋势，但由于火罐取材方便简捷，应用仍旧比较普遍。布架法不易烧伤皮肤，但患者需平卧，使用不方便，并且吸力较弱。

三、火罐的操作要领

众所周知，热空气上升，冷空气下降。热往上走，火苗总是向高处蹿。知道了这是火罐燃烧时的基本道理，就不难掌握火罐的操作要领。

上罐前，首先要明确"罐口部位"的概念。"罐口部位"指的是皮肤上将要放置罐的部位。在掌握燃烧道理的基础上进行操作，将折叠后点燃的纸片投入罐内；先使罐口接触罐口部位的一侧端，这通常叫作压住火苗；再向另一侧合罐；最后封闭罐口部位下端（不能用快速平扣的办法）。一定要保证最后封闭罐口部位的下端，这样做，火苗会被罐肚兜住，不至于蹿出烧伤皮肤。千万不能先合罐口部位的下端，因为火苗会从罐口上部蹿出，烧伤皮肤。操作者动作要适当，态度要从容，不必太快，弄得手忙脚乱。否则罐内冷空气会变成热空气而未排掉，上罐太快热空气蹿出而炽伤皮肤。

为了找准罐口部位，上罐时，将火投入罐内，让罐子先与罐口部位的一端接触上，接着将罐口部位上端合上，最后将罐口部位下端合上。不能用力按压罐子，要轻轻将罐子与皮肤合上，这样在罐子与皮肤一侧接触时，既压住火苗，又方便找准罐口部位。见图1-1所示。

起罐时，一手拿住罐子，另一手大拇指选罐口部位边缘皮肤松软之处向罐口里下按，让空气缓缓进入罐内，罐即脱落，不可硬扳或旋动，

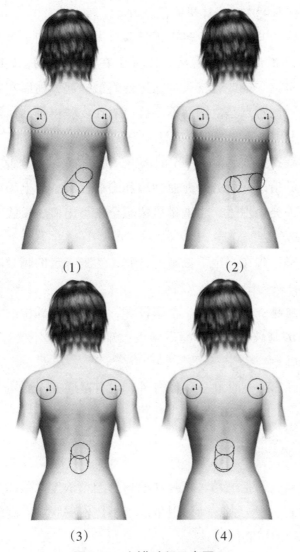

(1)   (2)

(3)   (4)

图1-1 上罐过程示意图

以免损伤皮肤。有时罐较紧，拿罐的手可以稍微向另一只手大拇指下按的方向用力推罐口，帮助起罐。如果在背腰部排罐数量较多时，应按先上后下的顺序起罐。也就是先起身体上部的罐子，后起身体下部的罐子，以避免起罐时吸力发生变化给头部增加负担。

四、拔罐法的使用方式

（1）**闪罐**：火罐吸住后马上起下，反复多次，直至皮肤潮红为止，

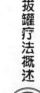

多用于局部皮肤麻木或身体机能低下者。

（2）**推罐**：又称走罐，多用于腰背、大腿等肌肉丰厚之处。先在罐口涂上一些润滑油脂，上罐后，以一手在火罐前按压皮肤，使皮肤绷紧；另一手持罐平推或者将火罐前进处略微提起，前后左右移动，至皮肤潮红为止。注意点是上罐后不要罐口吸住皮肤再推，而是合罐与推罐同时进行。多用于肌肉萎缩、痛证、失眠及消化不良等症。

（3）**留罐**：上罐后留置一定时间，一般留置5~15分钟。留罐时按皮肤表面反应的情况又可分为充血性罐和瘀血性罐。当上罐后留罐至皮肤潮红即起罐为充血性罐，当上罐后留罐至皮下出血、皮肤有紫点或紫斑时为瘀血性罐。

（4）**针罐**：先在一定部位施行针刺，达到一定的刺激后，将针留在原处，再以针刺为中心拔上火罐。

（5）**刺血罐**：用三棱针、粗毫针等，先按病变部位的大小和出血要求，按刺血法刺破小血管，然后施以火罐。刺血罐不要连续多次使用，容易造成贫血。

常见拔罐疗法一般留置5~15分钟，也有留罐30分钟的，上罐次数为每日1次或隔日1次，10日为1个疗程。

五、拔罐前的准备

（1）**燃料**：包括酒精、纸片和油料。酒精浓度一般为75%。酒精的特点是火力旺、吸力强、清洁卫生、不易烧伤皮肤。家庭拔罐无酒精时可选用高浓度的白酒代替。

（2）**针具**：在拔罐治疗时，有时也需要用三棱针、针灸毫针等，以便使用针罐、刺血罐等形式。

（3）**润滑剂**：润滑剂是在上罐前涂在罐口部位上的一种油剂，以加强皮肤与罐口的结合，保持罐具的吸力。常用润滑剂为凡士林、石蜡、植物油等。有时为提高走罐治疗效果，还需选用具有药性的油剂，如红花油、松节油、按摩乳等以增强活血功能，并有保护皮肤、避免烫伤的作用。

（4）**罐具的选择**：根据罐口部位的大小选择合适的罐具。对于较宽较平的部位，如胸腹部、背腰部、臀部、大腿处，宜选用大罐。对于颈部、肩部、上臂、前臂和小腿处宜选用中号罐、小号罐和异型罐。对于骨骼不平的部位，宜选用小号罐和异型罐。

（5）**罐具准备：** 应多准备几个罐具，以便在扣罐时几次点火未能扣上，罐子边缘已烧热的情况下及时更换罐具，并把已烧热的罐具晾一会儿再用，避免烫伤皮肤。在寒冷的季节拔罐，为避免患者有寒冷的感觉，应将罐底预热，在罐口与皮肤两者温度相近时再上罐。

（6）**拔罐技巧：** 若患者皮肤干燥，不易上罐，可用湿热毛巾擦拭皮肤后再上罐，这样可避免漏气和烫伤。若罐口部位凹凸不平时，可以采用面垫法，将面粉用水调成粗似粉笔的面棒，围成小于罐口的圆圈，用面棒将圆圈压成内缘小于罐口，外缘大于罐口的面垫圈，垫在罐口部位上。

六、塑料拔罐器的特点

古时候，拔罐器具主要有火罐和水罐（蒸汽罐）两种，工具多采用竹罐、陶罐。现在多采用玻璃罐和陶罐，玻璃罐常常采用广口罐头瓶。如今大量的塑料真空罐成为拔罐的主要工具。拔罐的效果与是否采用火罐没有关系。塑料拔罐器的应用促进了拔罐疗法的普及，也促进了新型拔罐器械的发展。

以前，我们在拔罐治病的过程中都使用火罐，多使用广口罐头瓶。由于拔排毒罐常常吸拔出满罐的水疱，而且需要多次重罐，每次上罐的时候都很疼痛，有时疼痛令人难以忍受；每次起罐的时候，下压皮肤也是很疼痛的，经常因为疼痛剧烈而起不了罐，只好将罐头瓶轻轻敲裂纹，然后才能起罐。特别是一般人不容易掌握火罐的重罐手法，只能由熟练拔罐的人为自己操作，所以使用火罐不太方便。

为了使更多的人自己掌握和使用根治型拔罐疗法，结合拔罐时的体会和需要，我们设计并制造了一种适用于根治型拔罐疗法的塑料真空罐，开始叫"全昱拔罐器"，后来称之为"重圆拔罐器"（图1-2），是重复拔罐的意思，我们认为这样的名字能够体现根治型拔罐疗法的特点。

重圆拔罐器有以下的特点：①罐内的空间比较大，可以容纳比较多的脓水，吸力持久，从而减少上罐的次数，起到减少疼痛的效果；②起

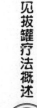

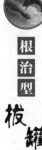
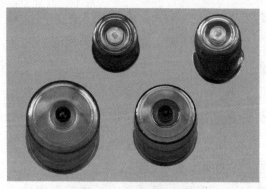

图1-2　重圆拔罐器

罐的时候，可以缓慢地向罐内充气，将其他拔罐器一次起罐的充气过程分成几次来完成，从而减轻起罐时的疼痛；③罐口朝上时可以稳定放置，罐内的脓水不会流出来，洗刷以后，罐口朝上放置，使排气阀上的水迹自然晾干，便于搬运，适合在医院和诊所使用；④一般人都可以通过较长的塑料软管在后背上罐，在前面起罐，从而基本上做到自己给自己拔罐。

采用拔罐疗法治疗疾病，主要依靠上罐面积大来取得好的效果。因为根治型拔罐在重罐时比较疼痛，一个大的部位如果分成两个小部位上罐，就会产生两次疼痛，所以我们尽量将两个比较小的部位用一个较大的罐具吸拔。对于排出脓水比较多的罐口部位，当脓水充满罐具以后，就要起罐倒出脓水，再重新上罐，如果使用容积小的罐具，就要多遭受一次上罐的疼痛。用较大的罐具拔罐，既可以减少疼痛，又可以使负压持久。

要做到自己给自己拔罐，就要求自己能在后背上罐，也能在后背起罐。使用重圆拔罐器可以做到自己在后背上罐，然后通过一根较长的塑料软管在前面起罐。如果在后背拔罐起了疱，起罐前拿一些纸巾垫在裤腰上，防止脓水流到裤子上，然后自己用牙签慢慢摸索着挑疱，放出脓水。重罐的时候，虽然不太方便，但也可以试着找准位置上罐。通过这样的方式，实现自己给自己拔罐。有的人胳膊有毛病，后背有的位置上不了罐，那么就应该先用拔罐治好胳膊的毛病，使胳膊能够灵活起来。当然也可以用两根以上的长软管，在后背多上几个罐，通过逐渐给罐内增加负压的办法减轻疼痛和防止掉罐。

由于塑料拔罐器上罐可以分几次进行，又可以人为控制上罐的力度，疼痛严重的时候可以停止上罐，所以很可能上罐的力度小一些，导致效果差一些。同时，由于上罐的过程分几次进行，人也要多忍受一会儿疼痛，这一点就不如火罐了。

用塑料罐为一些疾病较多的人拔罐时，力度如果不够，可能导致疾病都聚集到皮肤上，不能很快排出，积聚到皮肤上的病气可能使罐口部位出现红肿。当我们认识到这一点以后，就应当主动增加塑料罐的上罐力度。**如果罐口部位出现红肿现象，应当加大上罐力度、时间或者次数，这样能够逐渐使罐口部位恢复正常。**

一般情况下，要做到卫生纸消毒并不容易，所以我们还是选用干净柔软的卫生纸，每天都要将敷在皮肤表面的纸换下。有时候纸的一小部分被沾到了皮肤上，我们不是立即硬揭下来，而是在下次上罐时将卫生纸扣到罐具内，纸被吸拔出来的脓水润湿而脱落，也可以用温水润湿后取下，然后再重罐。

使用塑料拔罐器治疗疾病时，由于疼痛的影响，开始上罐的力度可能不够，影响治疗效果，所以，可以在上罐几分钟后再增加一些力度，以加快治疗的效果。

拔根治型罐的使用过程还有一个问题应该了解，那就是：**当我们在某一个部位持续上罐一段时间以后，这个部位一定厚度的皮肤内的病气，可能基本上被吸拔了出来，以后再在这个部位上罐，就可能出现吸不住罐的现象。同时由于连续多次的拔罐，这个部位的皮肤表面比较粗糙，也容易漏气而吸不住罐。**对于这样的情况，许多人以为是罐具的密封有问题，这当然也不能排除，但是，在检查密封处无异物影响密封后，如果还有吸不住罐的情况，就应该在上罐几分钟以后再增加几次力度，使更深处的病气也被吸拔上来，这个时候，就能够吸住罐具了。我们的经验是：如果病气被活动起来了，即使只拉动一下排气筒，也能吸住罐，也会越来越紧，如果病气没有活动起来，即使一次多拉动几下排气筒，也不容易吸住。这种情况下，我们就在上罐以后过一会儿，再多拉动几次，每次多拉动几下，使深处的病气活动起来，就能吸住罐了。

第一章 常见拔罐疗法概述

第二章
根治型拔罐疗法的产生

一、负压罐逐渐兴起

最近几年，随着科学技术的高速发展，各种医疗器械不断涌现，新型的拔罐器具也在不断出现，促进了拔罐疗法的发展。新型的拔罐器具一般都是负压罐，由抽气罐演变而来。现在各种负压罐已逐渐成为拔罐疗法的主要罐具。

常见拔罐疗法中所说的留罐，一般认为只要达到充血性罐或者瘀血性罐即可，也就是上罐5~15分钟。可是即使在这短短的几分钟之内，也有许多患者的皮肤表面出现水疱以及其他现象。当患者使用火罐出现水疱时，就误以为是火烧的疱。负压罐出现以后，患者使用负压罐的时候也会出现水疱现象。

二、"重罐"能根治疾病

面对应用火罐治疗中所出现的一些实际问题，人们不是回避它，而是主动地去认识它。人们不是阻止水疱的产生，而是在水疱产生以后观察人体的反应。观察中发现：在产生水疱以后，患者疾病缓解的程度更大，如将水疱挑破进行一番处理，接着又进行**"重罐"，即在拔过罐的地方再行拔罐**。这样，治疗效果甚佳。人们通过实践经验和观察到的规律，在中医经络学说的指导下，总结出对疾病的治疗效果甚佳的根治型拔罐疗法，将之运用到医疗实践中去。更有一些勇敢的患者，首先在自己身上运用根治型拔罐疗法，并收到意想不到的治疗效果。

古时就已有过与根治型拔罐疗法相同的拔罐方法。唐代人王焘在《外台秘要》一书中，就阐述过这种方法。书中完整的记录是"患殗殜（肺痨之类）等病必瘦，脊骨自出。以壮大夫屈头手指及中指夹人脊骨，从大脊向下至骨极，指腹向上来去十二三回，然去中指于两畔处弹之。若是此病，应弹处起作头，多可三十余头。即以墨点上记之。取三指大青竹筒，长寸半，一头留节，无节头削令薄如剑，煮此筒子数沸，及热出筒，笼墨点处按之，良久，以刀弹破所角处，又煮筒子重角之，当出黄白赤水，次有脓出，亦有虫出者。数数如此角之，令恶物出尽，乃即除。当目明身轻也。"

　　治疗疾病，在第一次上罐以后，还要**"重角之"，即重复上罐的意思。**这样，罐口部位出现黄白赤脓水，接着有脓水流出，经过多次重罐，恶物才能被拔净，病就痊愈了。重罐的过程也是根治型拔罐疗法的基本治疗过程。

第三章
根治型拔罐疗法的特点

由于根治型拔罐疗法需要"重罐"，由此显现了与常见拔罐疗法不同的特点。

一、拔罐与针灸的比较

拔罐的部位是一个范围，一个面，而针灸部位是一个穴位，一个点。大多数人较难掌握针灸穴位，而罐口部位比较容易记忆。针灸的针法需要长期训练，而拔罐的操作可以很快地熟练掌握，在民间许多普通人已经很熟练地掌握了上罐技法。针法要求准确掌握进针穴位的位置和深浅等手法，拔罐法则要求掌握上罐时吸力的大小和留罐时间的长短，也就是要掌握拔罐的"火候"。有条件的用针灸加拔罐的方法。不会针灸，也可以单独使用拔罐法，同样能够取得较好的治疗效果，这就解决了大多数人不能自我治疗的难题。这是根治型拔罐疗法的第一个特点。

采用根治型拔罐疗法治疗时，除病的速度与上罐时吸力的大小成正比，与留罐时间的长短成正比。上罐时吸力越大，病气排除的速度越快，留罐时间越长，排除的病气越多。

根治型拔罐疗法要求吸力越大越好，以患者能承受的最大吸力为准，因人而异。

二、留罐的持续时间

根治型拔罐疗法留罐的持续时间与常见的拔罐疗法有着显著的不同。《灵枢·营卫生会篇》一文中说："人受气于谷，……营在脉中，卫在脉外，营卫不休，五十而复大会，阴阳相贯，如环无端。"这段话告诉我们：1天24小时，48个半小时，气血运行约50周，每周运行约半个小时。根治型拔罐疗法中，留罐的时间一般要超过半个小时，大约40分钟以上。气血运行1周，经络各处的病气就可能从罐口部位被排出一些。**我们称这种留罐时间长的拔罐，叫作"拔根治型罐"，如同常见拔罐疗法中的拔充血性罐和拔瘀血性罐一样。**

结合我们的实践经验，一般情况下，在开始上罐的时候，会感到疼痛，这是由于皮肤不能很快地适应罐内负压的变化产生的，1~2分钟以后，皮肤适应了负压的变化，疼痛就会消失。在留罐时间接近半个小时的时候，就又会感到罐口部位的疼痛开始逐渐加剧，这个时候不用看表就能知道基本接近30分钟了，再坚持10分钟起罐，这就是我们确定最低40分钟留罐时间的依据。

如果身体比较健康，只是为了保健或者为了治疗刚患上的、比较轻微的和易于治疗的疾病，不希望在皮肤上留下拔罐的痕迹时，我们可以每次留罐30分钟以内，在起疱以后不再重罐，待疱消退了以后再上罐，多吸拔几次，也可以达到治愈疾病和保健的目的，这就是我们所说的常见的拔罐疗法。

如果治疗疾病时留罐时间在30分钟仍感到效果不理想，那就应该至少留罐40分钟，而且要坚持每天重罐，直到结痂，痂脱落，皮肤基本恢复正常再停罐，并且在自己能承受的范围内，上罐的力度尽可能大，也就是坚持根治型拔罐。

如果是治疗一些久治不愈的慢性疾病和疑难病症，则必须留罐40分钟以上，并且坚持每天重罐，直到结痂，痂脱落，皮肤基本恢复正常再停罐。在停罐一个阶段以后，还应该再继续重罐，如果继续重罐，留罐时间40分钟不再出东西，那么可以将留罐时间增为50分钟。连续重罐50分钟也拔不出东西，继续重罐，每次留罐时间1小时，看看还能否拔出东西。

当增加留罐时间到1小时的时候，罐口部位不再会是满罐的疱，可能从上罐一开始就疼，而且夹杂着说不出的滋味，心烦意乱，持续地疼，一直到50分钟或者1小时，此时心里实在不愿意上罐。为了治病，虽然不愿意，也还是要坚持留罐。

一般情况下，留罐时间越长，吸力越大，次数越多，效果越好。留罐时间长，一方面表现在每一次的留罐时间要尽可能地长，另一方面也

第三章　根治型拔罐疗法的特点

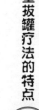

体现在每个阶段拔根治型罐的时间要长。

三、重罐

　　根治型拔罐疗法的第3个特点是要求"重罐"，往往每天都要在上过罐的罐口部位重复上罐。

　　第1次上罐以后，罐口部位可能出疱、脓水、泡沫、凝血等现象。这些东西都是从人体内排出的病气和垃圾。起罐以后，要把这些疱用竹片削成的竹针挑破，脓水用消毒棉球吸干，在罐口部位上轻轻擦拭，将罐口部位清理干净。挑疱用的竹针（图3-1），最好针尖处带有斜坡，斜坡的作用是防止竹尖扎肉，竹片要薄，挑疱时，竹针的柄在高处，避免脓水沿针柄流到手上，斜坡的尖要远离皮肤。

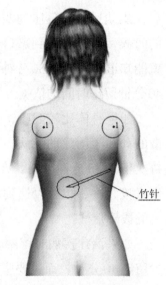

竹针

图3-1　竹针

　　由于第1次上罐确定了罐口部位，下一次上罐就要求找准罐口部位的位置，因此一定要注意上罐的准确性。与常见拔罐疗法一样，根治型拔罐疗法重罐时的上罐过程也要遵循最后合罐口部位下端的原则，才不致烧伤皮肤。为了找准罐口部位的位置，上罐时，先将罐子的一端靠在上过罐的罐口部位一侧，从这一侧向另一侧合罐。同时要注意最后合罐口部位下端。当上罐时罐口部位的疱比较多时，为了不使罐边压在疱上，可用另一不拿罐子的手将皮肤向罐口内推一下，帮助把有疱的部位吸入罐内，以免疱碰到罐口。

　　人体内的病气和垃圾往往不能一次排净，需要多次上罐才能将病气和体内垃圾排净，所以要数次重罐。在重罐治疗的过程中，罐口部位在经历变色、出疱、排脓水等异物的过程后，还要经历不再出疱，不再排脓水，罐口部位表面结痂，痂自动脱落，皮肤表面恢复正常这几个阶段，即完成1个疗程的治疗。最好当罐口部位不再感到痛痒，无异常表现以后，再停止重罐。

上罐手法不熟练的人使用火罐，有时可能会炽出一点儿热气和火苗，患者略感疼痛，这不要紧，下次重罐将伤处扣在罐内，几次以后即可痊愈，不会留下痕迹。

重罐时，若罐口部位因红肿及水疱结痂而干硬者，宜提前用温热毛巾敷软，可减轻上罐时的疼痛。 一般情况下，1个疗程结束以后，罐口部位的皮肤表面都会恢复正常，不会留下痕迹，即便有痕迹也会很快消失。如果皮肤没有完全恢复正常就停止重罐，也就是没拔彻底就停止重罐，皮肤表面会留有病气的痕迹。这些痕迹能够被皮肤吸收，但是要经过一段较长的时间，1~2年以后才可消失，病气留的多，痕迹也重，吸收和消失的也很慢。

有一些患者，病没有治好就停止了重罐，皮肤上留下了较深的痕迹，经过较长时间仍不见消失的迹象，仿佛痕迹加重。这种现象说明这个部位的病灶仍旧存在，而且继续产生病气，病气的继续产生和发展使皮肤痕迹久不消失且加重。痕迹的消失情况也可以帮助分析判断病灶去除与否，如果没有去除，就应该重罐，以消除病灶和痕迹。

有人说："拔罐子容易成瘾，不拔还难受。"这话说明了一个现象和道理：**病气从罐口部位往外排，即使起下罐以后，病气仍从罐口部位往外排，并不因起罐而停止，只不过力量小，速度慢一些而已，这是一个好现象。**体内有病气和垃圾存在，经过吸拔以后，此处经脉疏通了，病气容易从此处排出。每个人病情不同，病气和垃圾的排除量也不同。有的患者排除量较多，有的患者较少，有的只是皮肤稍变颜色。人体不管健康与否，总有靠自身排不出去的病气和垃圾，可以用拔罐法排出，经过吸拔以后经络疏通，病气通过此经络排除，否则病气就可能留在体内，阻碍气血畅通，使身体达不到平衡。

四、重罐产生的痛痒感

"重罐"的第4个特点：无论采用火罐，还是采用负压罐，根治型拔罐疗法在治疗时都会产生疼痒感。

根治型拔罐疗法产生的痛痒感是指疼痛和发痒2种感觉。

根治型拔罐疗法产生的疼痛感存在于上罐、留罐和起罐这3个阶段中。

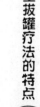

上罐时产生疼痛的原因有2个：一是由于罐口皮肤不能很快适应罐内压力的变化而产生疼痛。在皮肤适应了压力的变化以后，也就是2~3分钟后，这部分疼痛就会消失。二是由于前一次上罐的罐口部位表面充满了疱，在重罐时，罐口可能压在疱上而增加患者上罐时的疼痛。这种疼痛，只要手法熟练和正确，就可以减轻甚至避免，也可以先采用小号罐，吸力大一些，再采用大一号的罐具重罐，可以减轻或避免疼痛。

起罐时疼痛的原因与上罐时是一样的。如果使罐内进气的速度缓慢一点，分几次进气，就可以减轻疼痛感。采用负压罐，可以减轻起罐时的疼痛，因为它不用手指按压皮肤。

由于留罐时间较长，在留罐时间内，病气和垃圾排出，会使患者产生痛痒感。一般情况下，患者火毒较重，罐口部位常常有疼痛感，并且因病情轻重不同，出病的快慢不同，疼痛的程度也不同。有一些患风湿病的患者，罐口部位出现的是痒感，并随病情轻重和出病的快慢，痒的程度也不一样。

痒的感觉一般出现在疼痛之后。当体内垃圾基本排完，罐口部位不再出疱，开始结痂时，痒感逐渐强烈，这是皮肤愈合产生的痒和出病气的痒。出病毒、火毒的现象是痛。出病气、风湿的现象是痒，痒的程度逐渐加重，有的人感到奇痒无比，无法忍受，当病气出完，痒感消失，才是真正的痊愈。

由于根治型拔罐疗法上罐时经常要起水疱，于是有许多人对起疱能否感染产生怀疑。从拔罐疗法的负压原理上来分析，负压产生的过程，也是真空灭菌的过程，罐内形成负压，空气减少，使细菌缺少生长的条件，所以不会发生感染现象。从根治型疗法的机制来分析，也是不会感染的，因为拔罐以后，新鲜血液的免疫力和增强的血液循环对体表可以发挥抗感染的作用，因此，不必担心感染问题。

特别需要指出的是：**对于病情较重的患者，当病毒外排的时候，由于吸拔到皮肤表面的病毒不能完全转变为脓水等杂物及时排出体外，以致罐口部位出现红肿，甚至有硬块，并且红肿面积较大等现象。有的患者还会出现意想不到的其他复杂情况，使疼痛加剧。这些都是病毒排出的表现，是正常的治疗现象。只要坚持治疗，坚持重罐，很快就会好**

转。切不能停止重罐治疗。有的患者不了解根治型拔罐疗法的上述特点，当出现了红肿等现象时，误以为是拔罐引起的感染所致，因而放弃治疗，以致影响治疗效果。

有的患者在起罐以后仍会感到病气聚集在罐口部位，不上罐就感到难受、疼痛和发痒，主动要求上罐。甚至1天之内重罐3~4次，这是处于病气集中排除特有的现象。这种情况也说明了根治型拔罐疗法即使在起罐以后病气仍然在外排。

五、根治型拔罐疗法的疗程

许多人问："拔根治型罐多长时间为1个疗程？"我们的回答是：拔根治罐型不分疗程，如果说有疗程的话，那就是在经过连续重罐以后，罐口部位的疱结痂了，不再起新的疱，痂也脱落了，这个时候就可以停罐了，也可以说是1个疗程了。

对于患有长期慢性病的患者和体质较弱的人来说，在连续重罐起疱结痂脱落以后，应当停罐一段时间，恢复一下体力，待身体得到恢复，再开始新的拔根治型罐过程，例如久患糖尿病的患者，年纪较大的患者，应当注意这一点。中间停罐时间的长短，可以根据患者身体状况确定。身体比较弱的人，停罐时间可以稍长一些，待体力恢复一些再拔根治型罐。身体素质较好的人则不必停罐或者少停几天。

开始上罐时，由于罐具内的负压变化比较大，罐口部位会产生比较强烈的疼痛，许多人难以忍受这样强烈的疼痛，因此在使用塑料真空拔罐器上罐的时候，开始阶段排气的力度可能小一些，因为感觉到疼痛了，就以为是罐的力度比较大了，就停止了继续上罐的过程。其实，这种情况下，上罐的力度常常是不够的，罐内负压常常是比较小的，病气向外排的程度就小一些。因为力度较小，脓水和病灶越出越少，罐口部位很快就结痂、脱落，一些人以为这是拔好了，其实，如果继续增加力度，还可能继续拔出脓水来，所以，还应该继续增加力度。不要以为拔不出东西就是拔好了，还应该继续重罐。**继续增加上罐力度，继续吸拔，一直到无论上罐的力度多大，皮肤表面都不会感到吸力在增加，然后，留罐50分钟或1小时，罐口部位都不会再出东西，出过的也都结痂**

并恢复正常，才可以真正告一段落。以后，每隔1~2年，吸拔一个阶段，以巩固健康。

　　根据我们对留罐时间的观察，对于气血难以经过的部位，如头部、手部、脚部等部位的疾病，应当通过增加留罐时间来达到治疗效果。连续拔罐半年以上的患者，在留罐的时候经常感到脚心痒得很，这就是由于连续拔根治型罐使经络疏通的感觉，说明负压的作用已经到达了脚心。

　　根治型拔罐疗法要求每个罐口部位每天至少上罐1次，以罐口部位皮肤基本恢复正常为1个疗程。在除病高峰期间，罐口部位痒得很强烈的情况下，可以每日上罐2~3次，甚至更多次，但应适当拉开上罐时间的间隔，如早、午、晚，甚至半夜均可上罐。体质较好的人可以1天重罐2次，但是不要连续超过1个月，因为重罐时间久了，全身疾病都活动起来了，需要的体力也多，身体现有的体力可能不够用，会让人感到身体虚弱。

　　对于体质比较好的人，上罐个数的多少没有什么限制，上罐个数越多，效果也越好。但是，对于长期慢性病人和体质弱的人，同一个阶段上罐的个数不宜太多，同一时期，最多上罐5~6个，以避免在拔罐过程中出现虚弱无力的现象。

六、根治型拔罐疗法的治疗过程

　　不同的患者，对拔罐疗法的要求也可能不同。比如有的人平时身体是健康的，偶尔患病。在这种情况下，他可能不想采取根治型拔罐疗法，只想采用常见拔罐疗法，只要留罐5~15分钟，罐口部位达到充血性罐和瘀血性罐即可。

　　当然，对于临时性病症，也可以不采用根治型拔罐疗法，而采用常见拔罐疗法和其他方法，随时掌握，不必等到出疱的时候再起罐。

　　留罐时间不同，排除的垃圾和病气也不同，罐口部位的表现也不相同。在达到吸拔力度和时间要求的条件下，罐口部位在起罐后出现的情况可分为3种：

　　第1种情况是罐口部位皮肤发白，手摸发凉，起白水疱。这种情况说明患者风湿重一些，若白疱中夹有白沫说明受风重一些。第2种情况是罐口部位呈紫色，说明火毒重一些，病火较大。紫的程度不同，病毒、病火轻重程度也不同。第3种情况是第1、第2两种情况的混合，既有风寒，又有火毒，这是比较常见的，罐口部位皮肤发红、发紫、出脓水，夹有白沫等。留罐时罐口内感到疼痛，表明正在排火毒。感到奇痒，是在出风寒。拔罐时罐口部位的情况多种多样，因人而异，因病而异，不必大惊小怪，只要坚持拔罐和重罐，就可以将各种现象恢复正常，治愈疾病。

根治型拔罐疗法更适合于久病不愈的患者。它的治疗过程大致可以分为3个阶段，即排毒期、出病期、恢复和巩固期。

排毒期：是指留罐时罐口部位向外排体内垃圾的阶段。这个阶段罐口部位会出现水疱、黄白赤水、凝血、白沫等各种现象。由于病情的轻重不同、疾病不同、年龄的差异，体内垃圾的数量也不同。体内垃圾越多，此期间越长。因为儿童和青年人体内垃圾少，这个阶段一般很少有。一般的病3～5天就能痊愈。成年人这个阶段可持续半年以上。老年人这个阶段持续更长。因为老年人体弱，更不能使病气排得太快、太急，一般需要1年左右的时间。

出病期：即病气外排的阶段，一般可持续1～2个月，儿童可持续3～5天，即可将病气排除。这个阶段的表现是水疱基本出完，不再继续出新疱，不再出异物。罐口部位开始发痒，与排毒期的痛感不同。在出病期间，罐口部位开始结痂。

恢复和巩固期：是指罐口部位表面结痂，罐口部位痂开始脱落，至皮肤表面完全愈合。这个阶段为1～2个月。

由以上3个阶段可知，根治型拔罐疗法的治疗过程持续的时间较长。

以上3个阶段只是一般的规律，也常常有例外，有些患者治愈很快，有些患者可能很慢。即使在罐口部位完全愈合之后，由于吸力掌握得不很适当，还可能再拔出水疱，这说明病气和体内垃圾一点儿也留不住，只要未排净，迟早全部都得排出。但这时已不可能像刚开始治疗时那么严重，而是会很快治好，也不会再有强烈疼痛的感觉。

第三章　根治型拔罐疗法的特点

七、对根治型拔罐疗法治疗原理的原始认识

在日常生活中，人体各部分组织和器官不可能总是处于平衡状态，人体的新陈代谢活动也不可能是平衡的。平衡是相对的，不平衡是绝对的。总有废物未能从体内完全排出，形成了人体内的垃圾。并且随着年龄的增长，不平衡的现象可能增多，体内垃圾也会逐渐增多，不同程度地阻塞了经络系统的某一部分，这是气血在经络中运行受阻的一个原因。

人类在生存过程中，诸如风、寒、暑、湿、燥、火等外邪都可能侵入人体的经络，乃至脏腑，引起病变；人们在生活当中，七情六欲等精神上的因素可以导致内因发病，引起病变。脏腑的病变过程是一个复杂的生理过程，不一定能很快地表现出来，而是有一个变化的过程，在变化的过程中，脏腑已有病气存在。这些病气存在于经络的脏腑中，是阻滞气血在经络中运行的又一个原因。

许多人患过某种疾病，打针吃药以后，这些人经常以为病已痊愈，身体正常了。实际上许多病并没有彻底治好，有些还形成了病灶，一旦条件适宜，又会旧病复发，即便经过打针吃药，也还会产生一些废物和副作用的产物，形成体内垃圾，和病气一道留在体内。体内垃圾和各种病气是阻碍气血在经络中运行的两大因素。体内垃圾和各种病气像淤泥淤塞河道一样，阻塞了人体的经络，妨碍气血灌疏全身，经常发生人们口头上常说的"不通则痛"类的疾病，困扰人生。**根治型拔罐疗法拔出的水疱、赤白黄水、各种稠状物质就是体内垃圾和病气被排出体外的最好证明。**

夏天，人们汗多尿少，冬天人们汗少尿多。这个常识早已告诉人们：皮肤具有直接呼吸和排泄的功能。当人们不慎挤伤手脚时，手、脚可能出现瘀血，经过一段时间，瘀血能被人体吸收而消失，这也说明皮肤具有吸收和排泄的功能。

在中医经络理论中，有十二经脉，十二经脉又有分支出去的络脉，这些络脉浮行于体表皮肤内，各有一定的分布区域，即十二经皮部。奇经八脉中的任、督二脉有自己的穴位，也有对应的皮部。各经皮部是该经在人体皮肤表面的反应区。

五脏六腑的皮部是距离该脏腑较近的皮肤表面区域，即覆盖该脏腑的皮肤表面区域。由于络脉分而又分，往往不能分清哪一部分络脉属于哪条经脉，邻近络脉之间的紧密联系使络脉之间相互传送经气得以顺利进行。五脏六腑的皮部与脏腑通过彼此之间距离很近的络脉紧密联系，因此，脏腑的皮部可以为我们治疗脏腑的疾病提供很好的路径，也为通过脏腑来医治经络疾病提供了很好的途径。

脾生血、肝藏血、肺主气、肾藏精、心主神志。从五脏六腑的作用可以知道，十二经脉的经气，必须禀受五脏六腑之气而产生。五脏六腑生化气血津液，通过十二经脉输送并濡养人体的各部分器官。五脏六腑受十二经脉的灌溉，是强调十二经脉的联络和传输的作用，而五脏六腑是十二经脉经气的生发之源，不能忽视脏腑是根本的实际情况。**中医经络学说既强调由十二经来医治脏腑之疾，也强调经脉的疾病可以通过脏腑得到医治，还可以通过五脏六腑的皮部得到治疗。根治型拔罐疗法正是依据十二经皮部和五脏六腑皮部以及任督二脉的皮部的作用，利用罐具的吸拔功能进行治疗。将体内经络中，乃至脏腑的风寒、痰湿、瘀血、热毒等，经体表皮肤吸拔出来，把体内垃圾和病气吸拔出来，使经脉得以通畅，脏腑功能得以健全，从而气血能够灌疏到全身各个部位，就会出现"通则不痛"的好现象。**

根治型拔罐疗法根据五脏六腑在躯干的位置，将胸腹和背腰部的相应区域划分为肝区、肺区、肾区、胃区等。这些区域或者说是部位，包括了该经所循行的腧穴，是距离该经所属脏腑路线较近的部位。通过五脏六腑皮部的这些主要区域以及十二经脉和任督二脉上其他腧穴的所在部位，来拔除相应经脉和脏腑的疾患。将一些腧穴所在的部位划分成区，也体现了拔罐疗法罐具的特点。

根治型拔罐疗法的另一个作用是自我诊断的功能：**罐口部位正常，说明该部位无病。若反应不明显，说明只有轻微的不适。若罐口部位充满了疱，说明这个部位的病比较多。**为避免力度和时间达不到要求而判断不准，可以上罐2～3次后或者增加力度来判定。这本身就是一种诊断疾病的方法。

根治型拔罐疗法是一种综合性疗法，适用于医治人体的各种慢性病。采用此方法，会使患者的身体达到气血通畅、舒筋活络、阴阳平衡的效果。而普通拔罐达不到根治型疗法的疗效。根治型拔罐疗法是从脏腑经络的根本上来治疗疾病，把病气完全排出体外，所以叫作根治型拔罐疗法。

第四章
根治型拔罐疗法依据的科学原理

一、根治型拔罐疗法所依据的中医原理

中医有许多伟大的著作，比如《黄帝内经》，我们在这里称其"伟大"，除了众所周知的原因以外，最主要的是由于关于"气"、"血"的理论，因为这些书很早就提出了"气"、"血"的概念。《灵枢·营卫生会篇》说道："人受气于谷，谷入于胃，以传于肺，五脏六腑，皆以受气，其清者为营，浊者为卫，营在脉中，卫在脉外，营周不休，五十而复大会，阴阳相贯，如环无端。"《难经》中说："血为营，气为卫，相随上下，谓之营卫。"

以上论述，明确地告诉了我们有"气"和"血"两种物质，也告诉了我们"气血"和"营卫"之间的关系。

现在我们继承古人"气"、"血"和"营"、"卫"的概念，定义"营"是经脉中流动的实实在在的血液，定义"卫"是血管和组织内外的气体，主要是氧气和二氧化碳。

由于人体内血管的连通性，卫气可以在由血管组成的循环网络内运行，这是卫气在血管内运行的特点；由于卫气是气体，血管壁不能阻挡气体的通过，卫气可以在经脉外运行，这是卫气在血管外运行的特点。所以，古人称卫气"是一种比较剽悍疾利的气，经脉不能遏阻"，这是中医对"卫气"的简单、形象、更反映实际的描述。

当人体受到疾病轻度的侵袭，卫气能够起到保卫的作用，使受伤害部位的功能自行恢复；当受到较严重程度的侵袭时，如果超出了人体固有的气体变化调节的范围，卫气就很难起到更多的保护作用。

在一定的时间范围内，卫气不可能具有无限的调节能力，但是，卫气可以在逐渐增加的时间里，不断地发挥调节作用，只要时间来得及，

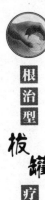
只要有足够的时间，卫气是能够起到更多的保卫人体的作用，这也是人们经常依靠自身的调节作用使疾病得到痊愈的原因。

根据上面的道理，只要创造条件，增加人体内气体变化调节的范围，增加人体内气体变化调节的时间，卫气就可能具有更多的调节能力，起到更多的保护作用。中华民族在很早以前就认识到"营卫"二气的特点和作用，并且发明了拔罐疗法，以增强卫气的作用。拔罐疗法就是通过罐具产生的负压，实现"增加气体分压变化调节范围，增加气体变化调节时间"的作用，使组织细胞获得更多的氧，排出更多的二氧化碳。这就是根治型拔罐疗法所依据的中医原理。

拔罐疗法在我国有几千年的历史，它是中华医学文明的一个重要组成部分。历史上广泛的文化交流，使拔罐疗法在世界各地得到广泛应用，根治型拔罐疗法是对拔罐疗法的进一步发扬光大。

二、根治型拔罐疗法依据的人体生理学原理

在本书第1版的书中就提到了人体的生理作用，但是那时我们还不清楚究竟是哪些生理作用。

虽然读者都希望多看病例，对原理方面的内容似乎不太感兴趣，但是，如果不清楚拔罐疗法所依据的科学原理，对一些疑问，就不能很好地消除，最后会对根治型拔罐疗法丧失信心。所以有必要进一步弄清楚根治型拔罐疗法所依据的科学原理，恰好我们后来有了弄清楚的机会。

（一）《真空净血疗法》一书的启发

《根治型拔罐疗法》一书出版以后，在沈阳医学院沈洲医院针灸科的一位老医生那里，我们看到了一本辽宁省科学技术情报研究所的藏书，书的名字叫作《真空净血疗法》。

《真空净血疗法》一书的作者是一位名叫黑岩东五的日本人。书中介绍，在20世纪40年代，黑岩东五患了肺结核，由于缺少抗生素，当时肺结核几乎是无药可医。他想：既然无药可医，那就寻找一个不用药的方法进行治疗。他找到了拔罐的方法，并且开始自己给自己拔罐治疗。

黑岩东五于1943年春夏之间的2~3个月期间，从未间断地在胸口的

黑斑处连续拔罐，每次拔罐（火罐）过后，黑斑均难立即消失。他在胸口的表皮轻轻划破几处伤口，然后扣紧火罐，5分钟后移开时，发现紫黑色的血块在罐具之中。他深信这是体内瘀血，其后仍继续拔罐，痰与咳一时虽似有增加，但经2~3个月后，已无过去每日清晨必咳出1杯浓痰的现象，而且痰日见减少，同时感到"一向淡漠的心情和困难的呼吸状况也越来越轻松"。终于在1944年底痊愈出院，其后一直健康，"未曾使用过一瓶抗生素，亦未用过一次PAS（对氨基水杨酸）"。他依靠拔罐的方法治愈了自己所患的肺结核，活了下来。

黑岩东五用拔罐的方法治好自己所患的肺结核病以后，就从事了医生的职业，用拔罐的方法为人治病，后来，他写了《真空净血疗法》一书。这本书出版以后，在日本的销量达到1 000多万册。

《真空净血疗法》一书中介绍了黑岩东五将正在留罐罐具中的气体取出，证明这种气体是二氧化碳的经过，并首先将人体生理学中关于人体内呼吸过程中的气体分压差原理用于分析拔罐疗法的治病机制，给了人们一个定量的、容易被人理解的认识，帮助我们正确地理解拔罐疗法。他对待科学的认真态度以及战胜疾病的顽强精神，都是值得我们学习的。我们也是在看到黑岩东五先生介绍的人体生理学原理以后，通过学习，进一步认识了根治型拔罐疗法所依据的科学原理。

（二）人体内呼吸过程中的气体分压差原理

众所周知，呼吸是维持人体生命活动所必需的基本生理过程之一。我们也知道：空气的气压是由空气中各种气体的分压组成的。在一定的温度和体积的条件下，每种气体的分压取决于空气中该气体的浓度，浓度较大的气体，其分压也较大。气体交换的动力是气体的分压，任何气体总是由分压高的地方向分压低的地方弥散。在人体内气体交换的过程中，气体通过薄膜弥散，这个薄膜可以是肺泡的，可以是细胞的，可以是血管壁的，也可以是皮肤的。

人通过肺部的呼吸，呼出二氧化碳，吸进氧气。吸气时，进入肺泡的新鲜空气使肺泡中的氧分压（13.56千帕）高于肺毛细血管中静脉血的氧分压（5.33千帕），而肺泡中的二氧化碳分压（5.33千帕）则低于肺毛细血管中静脉血的二氧化碳分压（6.1千帕），因而氧由肺泡弥散至动脉血，而二氧化碳由血液弥散至肺泡，并且由于肺毛细血管中静脉血的二氧化碳分压高于外界的二氧化碳分压，所以才能呼出二氧化碳，这就是外呼吸。外呼吸包括肺与外界环境之间以及肺泡与肺毛细血管血液之间的气体交换过程，也叫肺呼吸、肺换气。气体交换的结果是肺毛细血管中的静脉血氧含量增高，二氧化碳的含量减少，变为动脉血，然后经过体循环运往全身。

组织细胞在代谢中消耗氧气并产生二氧化碳，使组织细胞中的氧分压低于毛细血管静脉端的氧分压，二氧化碳分压高于毛细血管静脉端的二氧化碳分压。在人体内呼吸的过程中，流到人体各部分组织的动脉血中，氧的分压为13.33千帕，二氧化碳的分压为5.33～6.1千帕，而各部分组织细胞内，氧的分压为4.0千帕，二氧化碳的分压为6.67千帕。因为动脉血中氧的分压大于组织细胞中氧的分压，组织细胞中二氧化碳的分压大于血液中二氧化碳的分压，**在交换过程中，动脉血中的氧向组织细胞内扩散，组织细胞内的二氧化碳向静脉血液中扩散，这就是人体的内呼吸过程**。内呼吸是血液与人体各部分组织细胞间的气体交换过程，也称作组织呼吸或组织换气。人体内呼吸过程之所以能够进行，是由于在血液和组织细胞中，氧和二氧化碳的气体分压不同。在不同的气体分压差的作用下，氧由动脉血液弥散至组织细胞，二氧化碳由组织细胞弥散至静脉血液，使组织细胞获得氧，排出二氧化碳，动脉血变为静脉血，这就是人体生理学中关于人体内呼吸的气体分压差原理（图4-1）。

上面介绍的都是现代医学确定的理论和数据，每种书上数据的大小可能不同，但是结论都是相同的。在人体各部分血管和组织中，氧和二氧化碳的分压数据也许不同，但是它们的数据差别关系是基本一致的，见表4-1。经过组织换气后的静脉血运至肺部，再进行肺呼吸。如此反复更新，以保证机体代谢的需要。

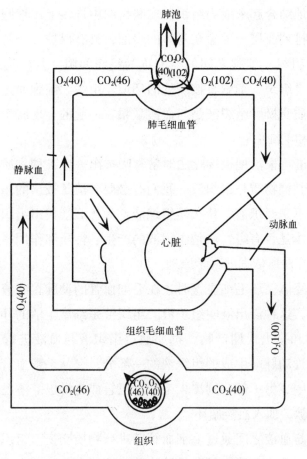

图4-1　肺换气和组织换气示意图

表4-1　血液和组织中气体的分压〔千帕（毫米汞柱）〕

	动脉血	混合静脉血	组织
PO_2	12.9~13.3	5.3	4.0
	（97~100）	（40）	（30）
PCO_2	5.3	6.1	3.9
	（40）	（46）	（50）

（三）人体生理学的知识

1. 皮肤组织、组织液和淋巴

细胞由细胞质、细胞核和细胞膜3部分组成。许多相似的细胞和细胞间质有机地结合起来成为组织。皮肤组织由许多上皮细胞和少量细胞间质组成，排列成层，覆盖在身体的表面，具有保护、分泌、吸收和排泄等功能。组织、细胞之间的空间称为组织间隙，其中为组织液所充满。组织液是组织、细胞直接所处的环境。组织、细胞通过细胞膜与组织液发生物质交换。组织液是与血液联系在一起的。皮肤组织中存在着大量的血管和毛细血管。

我们在进行根治型拔罐疗法时常常吸拔出一些黏稠物质。一些医生说吸拔出的黏稠物质是组织液。我们有必要弄清楚拔出的东西究竟是什么。到底是不是组织液？什么是组织液？为什么能拔出组织液？吸拔出组织液对人体是否有害？清楚组织液的产生、性质和作用，有助于理解根治型拔罐疗法所依据的科学原理。

血液流经体循环毛细血管时，在毛细血管的动脉端有液体渗出到组织细胞间隙，这种渗出液叫组织液。组织液是细胞生活的环境，细胞摄取营养物质和排出代谢产物，都要通过组织液与血液进行交换才能进行。毛细血管动脉端生成的组织液的一部分，又从毛细血管的静脉端被回收到血液中，另一部分则渗入毛细淋巴管成为淋巴。淋巴经淋巴管最后回流到静脉，加入血液循环。

组织液与血液之间通过毛细血管壁进行物质交换。组织液存在于组织、细胞的间隙内，绝大部分呈胶冻状，不能自由流动。组织液凝胶的基质是胶原纤维和透明质酸。组织液中有极小一部分呈液态，可自由流动。组织液中各种离子成分与血浆相同。组织液中也存在各种血浆蛋白质，但浓度明显低于血浆。

组织液进入淋巴管，即成为淋巴液。因此，来自某一组织的淋巴液的成分和该组织的组织液非常接近。组织液和毛细淋巴管内淋巴液之间的压力差是组织液进入淋巴管的动力。组织液压力升高时，能加快淋巴液的生成速度。

2. 血液微循环和淋巴系

人体的循环系统是运送血液和淋巴液的一套密封的管道系统，包括心血管系统和淋巴系统两部分。

心血管系统由心脏和血管组成。血液在心脏的推动下经动脉至毛细血管分布于全身，然后再经静脉流回心脏。如此循环往复，形成血液循环。

血液循环的主要功能是完成体内的物质运输，即运输营养物质、代谢产物、氧和二氧化碳等。

微循环是指循环系统中在微动脉和微静脉之间的循环部分。血液循环最根本的功能是进行物质交换，这一功能就是在微循环部分实现的。

3. 静脉血管的特性

静脉在功能上不仅是血液回流入心脏的通道，由于整个静脉系统对血流的阻力很小，而且容量很大，静脉系统还在体内起着血液贮存库的作用。静脉系统内血容量的改变，使血液循环能够适应机体在各种生理状态下的需要。

静脉与动脉相比，有较大的可扩张性。

以上的内容，都是人体生理学中的相关知识，了解它，对我们理解下面的内容有很大的帮助。

（四）血液微循环原理

当我们在皮肤表面拔罐时，罐具在皮肤表面产生负压，罐具内的气体压力相对于大气压力一般是50千帕的负压，是这部分负压使罐具能够吸附于皮肤表面。这部分负压，相当于在皮肤组织和血管之间增加了气体分压差。

按照气体分压差的原理，皮肤组织细胞内的二氧化碳会冲破皮肤薄膜，被吸拔入罐内，这样，罐内的二氧化碳会越积越多，以至于罐内气体负压减小，罐具应该自动脱落。而实际情况却不是这样，实际情况是：有病的部位，上罐以后，罐子越收越紧。病越多越重的人，罐子也是越收越紧，经常是起罐时拿不下来罐，不得不将罐敲裂纹，才能起罐。这说明罐内的空气不是越来越多，而是越来越少。这种情况说明，只用气体分压差的原理，还不能完全解释拔罐疗法。我们还要进一步分析和认识。

我们研究的是罐具吸附在皮肤上的情况。罐具在皮肤上吸附以后，部分皮肤组织被吸入罐具，这部分皮肤组织和相邻近的毛细血管都能受到负压的作用。皮肤凸起的方向就是压力的方向，压力的大小与罐具内的负压数值以及所接触的人体及皮肤部分有关。

由于受到负压的作用，皮肤组织和相邻近的毛细血管中进行的血液微循环会发生变化。微动脉血管中的氧通过血管壁进入皮肤组织，这是因为微动脉血管中氧的分压大于皮肤组织中氧的分压。与皮肤组织相邻近的微静脉血管中氧的分压也可能大于皮肤组织中氧的分压，静脉血管中的氧也可能进入皮肤组织。

微动脉血管中的气体分压始终大于皮肤组织中的气体分压，所以皮肤组织中的气体，包括二氧化碳，不会进入微动脉血管。

因为皮肤组织中二氧化碳的分压大于微静脉血管中二氧化碳分压，皮肤组织中的二氧化碳进入微静脉血管。只要人的生命存在，进入皮肤组织的氧经过新陈代谢，就会继续产生二氧化碳，皮肤组织内的二氧化碳分压就会始终大于微静脉血管中的二氧化碳分压，所以，只能是皮肤组织中的二氧化碳进入微静脉血管（表4-2）。

表4-2　血液中氧气和二氧化碳的含量（毫升/100毫升血液）

	动脉血			混合静脉血		
	物理溶解	化学结合	合计	物理溶解	化学结合	合计
O_2	0.31	20.0	20.31	0.11	15.2	15.31
CO_2	2.53	46.4	48.93	2.91	50.0	52.91

罐具吸附在皮肤上的时候，罐具是密封的，因气体分压差而进入组织的微动脉血中的氧经过组织内的反应消耗以后，产生二氧化碳，这些二氧化碳并没有进入罐具，而是进入微静脉，因为静脉有较大的可扩张性，所以人体没有感到有大的变化。由于气体的连通性，罐具内的空气和罐具中的皮肤组织都处于同一个物理状态下，罐具内的氧也加入组织内的反应中并被消耗，这样，罐具内的氧就越来越少，产生的二氧化碳又被静脉血带走，罐内空气越来越少，这就是为什么会感到皮肤越收越紧的原因。这也说明：**拔罐疗法不但符合气体分压差的原理，也符合血液微循环的原理**。人体生理学的气体分压差的原理和血液微循环的原理是根治型拔罐疗法能够治疗疾病的科学依据。

现代科学揭示了许多物理和化学的反应原理，绝大多数的化学反应都是有氧参加的反应，氧在反应中发挥着十分重要的作用，中医所说卫气的作用，也就是空气、氧在人体中发生的作用。虽然我们还没有能够完全清楚所有物理和化学的反应过程，但是我们知道氧在这些反应中具有的重要性。只要我们能够提供足够的氧，就可以使绝大多数的反应向着有利于人体健康的方向进行，而根治型拔罐疗法的作用正是依据气体分压差和血液微循坏的原理，通过罐具使人体获得尽可能多的氧，这就是根治型拔罐疗法能够帮助人体恢复健康的依据之一。

三、根治型拔罐中医原理与人体生理学原理之间的联系

自从西医进入中国，人们就习惯了将治病的方法分别称为中医和西医，使人在感觉上将两者对立起来，并经常出现谁优谁劣的讨论。

其实，无论是中医还是西医，抑或其他医学，他们的研究对象和作用对象都是相同的，都是人，都是人体，都是为了治疗人的疾病，只是研究问题的途径和方法不同而已，而这些不同也是由于在其自身发展过程中所对应的环境以及科学技术与生产力发展过程的不同导致的。如果中国的科学技术和生产力的发展也经历西方的过程，中医的发展也会产生和西医同样的结果。这可以从华佗在三国时代就已经能进行手术得到证明。如果中医能够顺利地发展，即便没有西医的介入，也同样能够发展成为今天的中西医结合的医疗状态，所以，将中西医对立看待是不正确的。

任何医疗方法都要符合客观规律，都要符合人类生存的基本规律，都要符合人体的生理学原理，都应当能够用客观规律来解释，否则，不会长久存在和发展起来。就像武侠小说对武功的表述："殊途同归"一样，各种医疗方法也应该存在"殊途同归"的关系。

"营"是经脉中实实在在的血液，"卫"是血液和组织中的气体，主要是氧和二氧化碳，这就是《黄帝内经》的"营卫"与人体生理学之间的联系。《黄帝内经》的"气"、"血"、"营"、"卫"能够用人体生理学的原理解释，说明了中医与西医研究结果的一致性。

第四章 根治型拔罐疗法依据的科学原理

四、通过"气"的途径治疗疾病的方法——拔罐疗法

1. 存在通过"气"的途径治疗疾病的方法

我们知道：中医治病经常提到气、血二字。气、血是人赖以生存的两种物质，血提供人体必需的营养，气则起保护和调节的作用。

《黄帝内经》关于气、血的论述告诉了我们治病的两个途径：即通过"血"的途径和通过"气"的途径来治疗疾病。药物疗法是通过血液得以实现的，通过"血"的途径，是目前最普遍的治疗疾病的途径。"气"和"血"同样重要，从"气"起保护和调节作用的角度讲，通过"气"的途径治疗疾病更是不可缺少，二者结合起来治疗疾病，才是比较完美的治疗方法。我们不但应该研究"血"的途径治疗疾病，也应该对通过"气"的途径治疗疾病进行研究。

根据中医的阴阳学说，"气"是运动的、变化的，为阳；"血"是静止的、稳定的，为阴。"血"要依靠"气"的运行才能流动。阴阳是相互依存的，阴中有阳，阳中有阴。从阴阳的关系来看，阳统帅阴，阴配合阳才能发挥出更大的作用。为什么许多疾病长久服药也不见好转，因为缺乏通过"气"的途径的治疗。缺乏应用"气"的途径治疗疾病的系统是一个不完整的治疗系统。

"气无血不收，血无气不行"，中医理论中的这句话很形象地描述了营卫二气"相随上下"的相互依存关系。"气"存在于人体的经脉中，它对经脉中血液的运行起着调节作用。

有多种通过"气"的途径来治疗疾病的方法，比如说气功。人们呼吸的时候，腹部一起一伏的运动，也是气功的一种呼吸方式。众所周知，气功能治愈许多疑难杂症，只是不能将它神化。

气功经常提到任督二脉，也经常有任督二脉是否有和是否通的讨论。我们认为：不是没有任督二脉的具体穴位，而是没有正确地理解经脉，古人的定义和现代的生理学应该是一致的。我们定义经脉是血管，穴位是这些血管中的一部分血管。前胸中线上各部分相互联系的血管是任脉，后背中线上各部分相互联系的血管是督脉，包括毛细血管，当然距离皮肤有一定深度。我们的祖先发现这些经脉上的一些部位具有特定

的作用，所以总结为任督二脉和经脉上的穴位，这些都是十分正确的。

经脉每时每刻都是在运行的，是说经脉中的血液在运行。就像现代医学认为血管可能堵塞和有不同程度的堵塞一样，经脉也一样有是否通畅的问题，这是毋庸置疑的。这些中线上的血管，由于某种原因可能是部分不畅通的，但是，为什么人没感觉到不舒服，没感觉到不通畅呢？那是因为没有完全堵塞或者有旁路血管等缘故。

基于上面的认识，任督二脉是客观存在的，同样也存在任督二脉可能不通畅的情况。但是，疏通任督二脉的方法不只是有气功的真气运行法，还有其他的医学方法。**拔罐疗法也是疏通任督二脉的一种方法。**

许多人从嗓子眼向丹田呼吸或者说运气可能感到不通畅，经常在胸中线的各部位拔罐，运气的时候不通畅的感觉就很少，**这就说明拔罐有助于任脉的疏通和"气"的运行。**根治型拔罐疗法也是一种通过"气"的途径来治疗疾病的方法。

自然界的"气"，有对人体有利的气体，也有对人体有害的气体。比如：由于血管内侵入了过多的寒气和湿气，在血液中形成了气阻，造成供血不足，输液对这样的心脏病是没有作用的。通过拔罐的方法，可以排出血液中的寒气和湿气，促进血液的正常流动，使经脉的运行更通畅。

有许多的疾病是由于人体内侵入了不同程度的寒气和湿气引起的。比如当人们睡眠的时候，神经系统也处于休息的状态，这时候部分肢体裸露，就有可能受到寒气和湿气等有害气体的侵袭，使人体的免疫力降低，免疫力降低，使得其他病毒得以侵入人体的各个部位。根据侵袭的时间长短和病毒的不同种类及侵袭力强弱的不同，其伤害的程度也不同。如果只是侵袭到肌肉，那么可能患上一般的风湿病，可能有部分皮肤僵硬、麻木的感觉；如果侵袭到筋部，可能患风湿性关节炎；如果侵袭到脊椎，可能患强直性脊柱炎；如果侵袭到骨关节，就会患类风湿；如果侵袭到神经系统，可能患上渐冻人症（肌萎缩侧索硬化症）。并且根据程度不同，表现也有不同。这些由于寒气、湿气造成的疾病，成为疑难病症，至今未被治愈。配合采用"气"的途径治疗，采用根治型拔罐疗法，才是完整的和根治的治疗方法。

一位医生，即使是一位西医，如果不知道可以通过"气"的途径来治疗疾病，那么，他对自己学科内的某些疾病不能治愈的结论很有可能是不正确的。西医主要是通过药物进行治疗的，即通过"血"的途径治疗疾病，它对某些疾病不能治愈的结论就很有可能是不正确的，它对某些疾病的治疗方法也很可能是不恰当的，甚至是错误的。

2. 根治型拔罐可以将病灶排出体外

我们在拔根治型罐（也叫拔排毒罐）的时候，常常有类似果冻样的黏稠状物质被吸拔出来，这些黏稠状的物质，医生们认为是人体的组织液，这样说也是对的。这些黏稠物是一部分组织液，但是，这些黏稠状的物质是病态的组织液，是应该被吸拔出来的。

当人体受到了寒冷的影响，组织液有可能呈现不同程度的凝结，就可能形成类似果冻样的组织液。黏稠状的组织液形成以后，是不容易恢复到以前正常的血液状态的，因为人体的体温是基本不变的，不可能再有高温来融化这些果冻状的组织液，于是就在体内形成了病灶。当血液流动到病灶的时候受到较大的阻力，病灶处受到了血流的冲击而产生疼痛，形成了中医所说的"不通则痛"的症状，也就是人们俗称的风湿疼。

当罐具作用于皮肤表面的时候，黏稠物同时受到血液的推力和罐具负压的吸力，病灶部分向罐具方向流动，使病灶部分逐步排出体外，这就是拔根治型罐经常起疱和拔出一些黏稠物质的原因。也就是根治型拔罐能够使病灶排出体外的作用机制。这些黏稠物被吸拔出来，微动脉端会有新鲜的血液渗透到组织中去，产生新的组织液，人体的这个部分就会恢复正常，消除疼痛。

在组织不存在病灶的情况下，人体各部分的正常压力关系没有发生变化，即便有负压的存在，人体各部分压力的相对关系不变，也不会吸拔出东西的。这可以通过黏稠物拔出以后就不再有东西被拔出而得到证明。

3. 根治型拔罐疗法可以增加免疫细胞

在罐具负压的作用下，毛细血管微动脉端会有更多的组织液进入组织，这些增多的组织液一部分被重吸收，另一部分则成为增多的淋巴，生成更多的淋巴液，并流经淋巴结，产生更多的淋巴细胞，增强人体的免疫力，起到治疗和增进健康的作用。拔根治型罐的作用就是促进更多的组织液产生，促进淋巴细胞的增加，也促进了人体免疫力的增加。

在应用根治型拔罐疗法的过程中，经常有一种病灶反应现象，就是在拔罐进行一段时间后，会在脖子两侧、腋下、腹股沟等处有鼓起的淋巴结，按之略痛，再继续拔一个阶段就会自动消失，这就是根治型拔罐疗法的作用。由于吸力较大，时间较长，沿血管流动方向的组织中不断产生组织液，进入淋巴管，成为淋巴液并经过淋巴结产生更多的淋巴细胞，在淋巴细胞与病菌、病毒斗争的过程中，就会发生使淋巴结增大鼓起。淋巴结鼓起又消失的现象，进一步说明了根治型拔罐疗法能够促进淋巴的生成并起到治疗和增进健康的作用，也说明我们在拔罐部位的选择方面，为了促进更多的淋巴细胞产生，应该在淋巴结多的部位上罐，见图4-2。

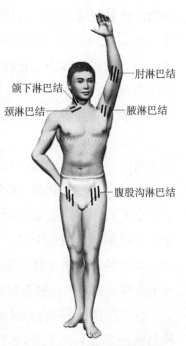

图4-2　淋巴结群

除了增加淋巴细胞以外，在根治型拔罐的过程中其他免疫细胞也会增加，比如白细胞的渗出会进一步增加，使白细胞的作用进一步增强。

由于根治型拔罐疗法使各种免疫细胞增加，通过拔罐过程中人体内各种免疫细胞数量的变化，可以观察和分析治疗过程中人体内各种病毒的类型和人体免疫力的变化情况。

对于拔罐过程中拔出的物质，黑岩东五在《真空净血疗法》一书中也有过记载。他将吸拔出的东西，送往东京的地方检验所进行检验。检验结果显示，吸拔出来的红细胞分子结构发生了变化，他称之为带病的红细胞，吸拔出来的组织液的分子结构也发生了变化，他称之为带病的组织液。在《根治型拔罐疗法》第1版出版以后，陆续有一些患者将拔出的物质送去检验，我们得知的是目前只化验出是厌氧菌或者是类似烧伤后的物质。

由于罐内的负压较大，而且留罐时间比较长，人们有足够的时间将

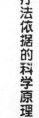

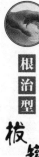

病灶经皮肤吸拔出来。如果吸拔的时间较短，就不能充分发挥拔罐疗法的作用，就只能称为普通拔罐疗法，而不能称为根治型拔罐疗法。当然，普通的拔罐方法也有较好的治疗作用，只是没有充分发挥拔罐疗法的作用而已。

4. 根治型拔罐疗法可以帮助人体器官和组织进行自我恢复

在没有拔罐的情况下，卫气通过自身的调节功能维护人体各部分器官和组织，使它们发挥各自的功能。当受到轻度的病气侵袭时，卫气能够驱除病气，使受到伤害的器官和组织的功能得到恢复，这是卫气的一个很重要的作用。如果患者本身的血液循环系统是健康运行的，并且自身产生的新鲜血液足够多，就很有可能自我恢复健康。**这里说了两个条件，其中的一个条件是只要患者本身的血液循环系统是健康运行的；另一个条件是自身产生的新鲜血液足够多。**

有一位读者问我们："拔罐为什么具有自我恢复器官功能的作用？"我们的回答是：一般情况下，由于人体内血液循环受阻，血液循环不畅，很难使治愈疾病所需要的新鲜血液到达它所需要的部位；或者存在其他问题，使体内不能产生足够的新鲜血液，导致人体器官缺乏恢复自身功能的新鲜血液，使疾病痊愈较慢，甚至不能痊愈。如果我们能够采取措施，促进患者体内的血液循环，使血液循环通畅，就能够解决由于人体内血液循环不畅而不能帮助使器官和组织恢复功能的问题；如果我们还能够解决存在的其他疾病问题，使患者自身能够产生足够的新鲜血液，就能够解决由于体内没有足够新鲜血液而不能恢复器官和组织功能的问题。恰好根治型拔罐疗法既能促进患者体内的血液循环，又能够排除病气，促进新鲜血液的生成。

根治型拔罐的过程能够保持足够长的留罐时间，使自身的新鲜血液和各种免疫细胞通过血液循环到达所需要的部位，使受到损伤的器官和组织的功能得到恢复。也许每次到达的量很少，但是，随着到达次数的不断增加，就会积累产生比较大的作用。虽然这看起来是比较原始的方法，但是却可以普遍使用，其意义是很重要的。

5. 不开刀的手术

《根治型拔罐疗法》一书出版以后，一位患者将这种拔罐方法称之为

"不开刀的手术"，当时我们认为也有道理，但是，因为已经有了《根治型拔罐疗法》的名字，也就没有想到要改换它。随着时间的推移，在实践中，我们逐步理解了那位患者说法，深刻认识到根治型拔罐疗法也是一种不开刀的手术治疗方法。

我们在电视节目中看到过一个事例：我国首例腰椎间盘手术的主刀医生，一位著名的国家级名医，在自己患了同样的腰椎间盘疾病，后来通过保守治疗的方法得以痊愈以后，再也没有手术治疗腰椎间盘疾病，这是一种对患者多么认真负责的科学态度！

我们不是说任何疾病都不应该手术，而是说：任何手术，都应该认真分析它的合理性，如果手术的效果不一定好，如果有可以不手术也能治愈疾病的方法，那就不应该手术。在真实地将各种情况告诉患者以后，如果患者仍然要求手术，那才可以认为手术是正确的。

在《排毒拔罐疗法》一书中，介绍过一位学校的副校长患咽喉病并且在小舌头处长有息肉，已经严重影响了说话，经医院手术后，虽然息肉没有了，但是，咽喉发紫黑色，小舌头萎缩，医院再次检查后认为无法治疗，只好任其发展，后来被《根治型拔罐疗法》的创始人吴彪老先生采用根治型拔罐疗法治愈的事情。在《根治型排毒拔罐疗法》一书中，我们又介绍过"咽喉息肉的病例"，讲的是在2009年，深圳的一位嗓子里长息肉的患者，到医院治疗，那个医院还很负责任，告诉他即使手术，效果也不会好，所以没有为他手术，后来是深圳的一位美容按摩师，向他介绍了排毒拔罐疗法，并为他在前胸的华盖区以及大椎区，还有肚脐上面的部位，拔了一个多月的排毒罐以后，经过医院检查，息肉已经消失，这位患者十分高兴，这位美容师也十分高兴。

上面两则治疗咽喉息肉的事例，一则是手术后效果不佳，后来通过拔排毒罐真正治愈；另一则则是没有手术，而是通过根治型拔罐疗法使息肉消失，这两个事例，也说明了根治型拔罐疗法是一种"不开刀的手术"，这也是根治型拔罐疗法的重要作用。

五、关于人体"元气"

正因为"气"是如此重要，中医素有"真气"、"元气"之说。民间

035

第四章　根治型拔罐疗法依据的科学原理

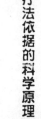

也有拔罐是否"伤元气"和"泻元气"的疑虑。由于有"元气"之说，就有人怀疑拔罐伤"元气"，将人拔虚了；有人询问拔罐能否治疗虚证；也有人询问拔罐过程中"补"与"泻"的问题；还有人对在冬天是否适合拔罐提出质疑。

为了回答关于"气"所带来的问题，首先应该明确"气"的概念，要明确什么是"气"。

中医诊病有望"气色"这一项，新鲜血液的颜色是鲜红色，那是正常含氧状态下的颜色，这时大夫会说："气色正"，"元气足"。这说明："气"是实实在在的物质，"气"不是虚无缥缈的东西，更不是被神化了的东西。我们根据《黄帝内经》，根据人体生理学的原理，定义卫气就是氧和二氧化碳，所以，我们认为：**中医所说的"元气"、"真气"，就是存在于人体各部分器官和组织中的氧。真气是卫气的一部分，元气也是卫气的一部分。**

我们说"真气是存在于人体各部分器官和组织中的氧"，而不是说"真气就是氧"。真气是与器官和组织联系在一起的，如果器官或组织的体积减小了，存在于其中的氧减少才会被认为是伤了元气。中医常说"先天之气"，这是指先天赋予人的整个身体和存在于其中的气体。气和它的载体是一同存在的。如果因为手术切除了身体的某一部分，就会连同这一部分所带有的"气"一同切除，当然也会失去这一部分所带有的"元气"。如果没有切除任何东西，理论上说是不会伤"先天之气"，但是，由于手术中不可避免地要有切口缝合，不可能与手术前一模一样，所以，多少都可能造成"先天之气"的损失，只是有许多小手术对人体的影响很小而已，比如皮肤的愈合所带来的损失，常常可以忽略不计。同理，如果人体没有发生变化，那么他的先天之气也没有变化。如果有人说，幼小的婴儿和成人之后的身体相比如何解释，那是因为幼小身体的各部分具有的生长能力与成人之后的身体有对应的关系。

还要指出的是：我们在这里说的氧，包括氧的各种状态，当然不会是固体状态，因为人体内不会有固态的氧。人体内的氧可以有气态氧，也可以有液态的氧。

如果说某人先天之气不足，应当是指先天的"元气"、"真气"不足，也是指人体内有用氧气不足。如果后天将体内的疾病排除，将氧气恢复到应有的状态，则先天不足的气，后天也是可以补上来的。

根据拔罐疗法所依据的人体生理学原理，只要人的生命存在，人的呼吸存在，体内的气体分压就一定符合生理学揭示的关系，在组织当中永远是二氧化碳的分压大于氧的分压，拔罐就只能将二氧化碳等废气排出，而不会将氧吸拔出去。所以，拔罐不会将"真气"吸拔出去。有连续2年多拔根治型罐，拔出125千克多的脓水等物质，身体越来越好，治愈了疾病，身体健康的病例，也没有见到他的真气拔没了。我们自己也是十几年几乎不间断地拔罐，身体也都很健康，也没有见到真气缺少。这就足以说明了拔罐不会将"真气"吸拔出去。

如果人体长期患病，体内有病灶的存在，**拔罐可以使氧得以流通于病灶部位，使真气到达病灶，所以，拔罐不但不能伤"元气"，反而有助于恢复"元气"的流通**。清代杰出的外治专家吴师机说过："须知外治者，气血流通即是补，不药补亦可。"拔罐疗法也是一种外治的方法，拔罐疗法可以提高虚损性疾病患者自身的抗病能力和调节功能，平衡机体的阴阳气血，增强脏腑功能，获得不药补亦补的效果。所以说，拔罐疗法不是一种使人"虚"的治疗方法，而是一种"补"的方法，关键在于如何运用。

第五章
根治型拔罐疗法的具体措施

一、加强患者自身调节功能的措施

在中医的经络学说中，奇经八脉的作用如同湖泊，对十二经脉这个大江大河起溢蓄调节的作用。治疗病人，也应该帮助他加强自我调节的功能，对于一些慢性重病患者，更要如此。人之所以患病不愈，相当重要的原因是自身调节功能没有很好地起作用，所以治疗时，首选要考虑疏通奇经八脉。因为八脉中只有任督二脉有自己的腧穴，所以要首选疏通任督二脉。二脉之中，又应先疏通督脉。

督脉之中，以大椎穴和腰俞穴所在的部位最为重要。十二经脉中的6条阳经皆经过大椎穴。因此，**大椎区常常是医治各种疾病不可缺少的上罐区域。腰中区的位置在五脏六腑的下端，即腰中区，也是首选的上罐区域之一**（图5-1）。热火在上，寒湿在下，一上一下，辨证施治，这两个区域对疏通督脉，增强人体的自我调节功能，有很重要的意义。尾闾穴，即尾根区，对帮助疏导任脉有很大的作用。人们在胸前上罐不方便，可在尾闾穴区上罐，以帮助疏通任脉。

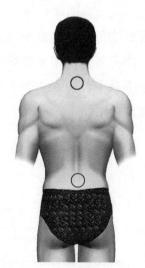

图5-1　大椎区、腰中区

对于患有脊椎方面疾病的患者，更需要在任督二脉上罐（图5-2）。

二、减轻患者疼痛的措施

因为根治型拔罐疗法有疼痒的特点，在进行治疗前要考虑尽量减少上罐对人们正常生活的影响。比如不要影响人们的行走、休息和工作，

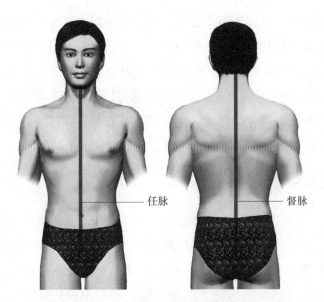

图5-2　任督二脉上罐区域

同时又要考虑把患者的疼痛感降到最低程度，然后确定上罐位置。

　　人之四肢，用来行走、工作和劳动，尽量不要上罐。如需上罐，也只能考虑充血性罐和瘀血性罐；人之头部，头发密，范围小，只宜针灸，也不宜上罐；人之胸腹，皮肉松嫩，上罐时疼痛较重，非必要不宜先上罐；人之背腰，尽量不同时上满罐，否则影响躺卧休息。

　　人之背腰，肌肉平坦紧凑，各脏腑之腧穴皆在背腰。奇经八脉之督脉在背正中的脊椎线上。各脏腑皆在背腰对应有相应的上罐区域，如肝区、肺区、脾区、肾区、胃区等（图5-3）。在背腰两侧轮流上罐，既不影响人们的工作休息，又能减少治疗时的疼痛。背腰是根治型拔罐治疗时的首选区域。

　　从治疗作用上讲，二脉谁先疏通都是一样的，但胸腹肌肉疼痛感较强，后

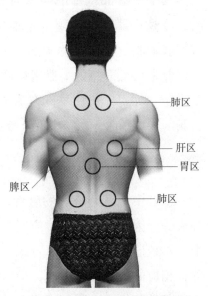

图5-3　脏腑对应的上罐区域

第五章　根治型拔罐疗法的具体措施

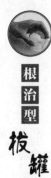

背肌肉疼痛较轻，所以先疏导督脉，让体内垃圾大部分先从督脉排出。待体内垃圾大部分排出后，再上任脉的罐，这样，病从任脉罐口部位排出的量就少，任脉上罐次数减少，疼痛自然可以减轻许多。这也是为什么任督二脉先疏通督脉的原因。但是这并不是说胸腹部不能上罐，相反，有些疾病必须在胸腹部上罐才能速效。比如咳嗽，在华盖穴区上罐，才能很快止咳。对于许多疑难病症，前胸也常常要与后背同时上罐的。

三、病气外排时的分流措施

人体的气血沿经络周而复始地运行，体内垃圾和病气外排也要沿着经络从罐口部位向外排。随着年龄的增长，人体内的垃圾数量也会增多，所患疾病也可能不止一种，如果只从一个罐口部位排出，可能拥挤不堪，需要吸拔的时间也长，严重时罐口部位出现红肿现象。特别是长期慢性病的患者，罐口部位经常出现红肿现象。这种红肿现象许多人没有经历过，常常误以为是感染了，于是就停止拔罐。**遇到这种情况的时候，可以在红肿的罐口部位附近，沿经络运行的方向，再上一个罐，将体内垃圾和病气外排的通道增加一个。**在拔罐的过程中，经常会出现这个问题，需要采取分流的措施。

某个上罐部位排出的体内垃圾和病气较多、较急，出现红肿现象时，在这个罐口部位附近增加罐口部位，以分散排出的体内垃圾和病气，我们将这个措施称为病气外排时的分流措施。至于再在何处上罐，可以参考后面介绍的上罐区域图和经脉分布图，在同一经脉的循行路线上确定。如对于患腰椎间盘脱出症的患者，应该同时在肠区（包括左、右肠区，结肠区）和腰中区、腰区上罐，减少腰椎间盘的负担。

四、心区后上罐的措施

患有中重度心脏病的患者，病因各不相同，大都是由肝火、风湿、肺火等原因所致，治疗时应当先扫清外围病因。在疏通任督二脉的基础上，再疏通肝区、脾区、肾区、胃区、肺区，将风寒和火毒的来源先清除，相应的经脉先行疏通，最后对心脏的体表皮部进行拔罐，心区是最后拔罐的部位，心区包括前心区、后心区，尤以前心区最重要。不要使病气和体内垃圾先从心脏部位排除，尽量少给心脏增加负担。

五、先在胃肠区上罐的措施

由于根治型拔罐疗法能将人体内的许多疾病活动起来，所以要求给人体提供更多的营养和能量，提供更多的免疫细胞。但是，根治型拔罐疗法又不能为人体提供营养，这就要求人体的吸收功能尽可能地好。然而拔罐的患者往往胃肠功能都不是十分好，在长期慢性患者拔根治型罐的过程中，**就要求尽量先在胃肠区上罐，帮助胃肠功能健康起来，有利于拔罐疗法的顺利进行。**

许多人主要通过吃药的方法治疗疾病，吃药主要通过消化系统吸收，若消化系统出现问题，则不能顺利地治病。当我们明白了这个道理，就应该先将消化系统医好，使身体恢复，增强排病的能力，这也要通过吸拔胃肠区来实现。

六、上下同时上罐的措施

在许多人所患的疾病中，既有风寒、风湿的成分，也存在火毒的因素，所以我们在上罐的时候，采用上下同时上罐的措施。**这是因为火和热是向上走的，寒和湿是向下走的。**中医以胸膈为界分上下，我们也这样来分上下。在上罐的时候，胸膈以上上一罐，胸膈以下也上一罐。这样做的好处是不管是风寒、风湿，还是火毒，上下同时上罐，总有一个能起到较大的作用。当风湿重的患者拔罐时，容易出现晕罐的现象，这是因为风湿活动起来，向上走，寒气攻心所致。这时就应该在下部拔一罐，起到排风寒，减轻晕罐的作用。在以后的内容中，读者也可以分析出这样的上罐规律。

七、同时在脐中区及其四周上罐的措施

有一些女性患者，由于患有妇科疾病，比如患有子宫肌瘤或者兼有妇科炎症，在拔根治型罐的时候，可能出现体内发热的感觉，但是测量体温并没升高。随着拔罐的进行，热感逐渐强烈，一阵一阵地，令人十分烦躁和痛苦。

有的男性患者腹部发凉，拔罐以后出现发冷的现象，也是在肚脐及四周上罐，再配合中药治疗以后，得到好转。

总结以上经验，如果患有妇科疾病或男科疾病，**应当陆续在脐中区及其四周上罐或者在尾根穴区及其附近上罐，以避免因发热和发冷带来的痛苦。**

八、先在前胸后背上罐的措施

有的人腿上患有风湿病，只在膝眼拔罐，刚开始觉得效果较好，可是拔了几天罐反而觉得不太好，这是因为刚开始拔罐时罐口部位局部的疾病被拔出来，所以感到有效果，其他部位的疾病还没有活动起来。当坚持拔罐几天以后，其他部位的病也活动起来，通过这个罐口部位向外排，患者就会觉得不太好，只有继续坚持拔罐，把经过这个罐口部位向外排的疾病都拔出去才会觉得真正好受。**所以我们一般情况下都是先拔背腰，既不影响工作，又能减轻疼痛，在拔膝眼的同时，也拔肝区。**

九、在腿部拔罐的措施

虽然我们主要是在五脏六腑的皮部拔排毒罐，但是对于一些四肢经络严重不通畅，腿部风湿、风寒比较严重的情况，为了减少患者的病灶反应，减少拔排毒罐的痛苦，也应该在四肢，特别是在腿部拔罐，**在腿部拔罐可以将腿部的风湿、风寒就近拔出，使病气不至于上到脏腑，增加排病反应。**我们也曾遇到过排病反应很严重，后来加强了腿部拔罐，排病反应得到缓解和好转的情况。

一般来说，腿部上罐主要是在血海穴、环跳穴、内外膝眼、足三里穴、三阴交穴等部位拔罐（图5-4）。膝盖向下的部位不太容易留住罐，特别是脚部，现在有了几乎整条腿同时拔罐的腿罐，就比较容易在腿部拔罐了。

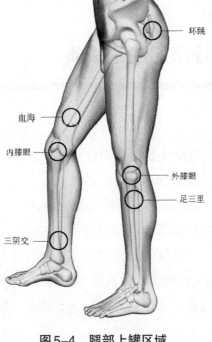

环跳

血海

内膝眼

外膝眼

足三里

三阴交

图5-4　腿部上罐区域

第六章
根治型拔罐疗法的注意事项

（1）1周岁以内的幼儿尽量不用此疗法。1~5周岁儿童每次上1罐，留罐时间要短，5~20分钟即可，力度要轻。

（2）孕妇的腹部和腰骶部不要使用此疗法。

（3）常有自发性出血或损伤后出血不止的患者，暂时不要使用此疗法。如果一定要拔，应在懂得拔罐的医生的指导下拔罐。使用透明的拔罐器，开始阶段，注意观察罐内皮肤的状态，出现疱的迹象就取下罐具，勤换位置，多走罐，逐步提高免疫力，确认不会流血不止以后，再增加留罐时间。

（4）对于脑出血时间不久的患者，不要使用这种疗法。

（5）拔罐期间，尽量少接触凉水、冷风，注意保暖。许多人没有注意这个问题，就要增加治疗的时间，多拔不少罐。

（6）拔排毒罐期间一定要多吃蔬菜、水果，拔罐前或拔罐后喝杯温开水。

（7）心脏病较重的患者，前后心区这两个部位以及两乳根部、两腋下也不能先行上罐，这样可以减轻病灶反应。应该在肺区、肝区、脾区、肾区等脏腑的治疗开始一个阶段以后再在心区上罐。

（8）上罐以后发生晕罐现象时，不要急于起罐，要让患者平卧，待患者气色恢复正常后再起罐。这是因为上罐以后患者风湿、风寒较重，体内的风寒活动起来，导致晕罐，如果立刻起罐，这些活动起来的病气不能尽快排出，所以，应该保持排出的状态。

（9）不要盲目在已经起疱的皮肤表面贴敷含有挥发性物质的药物，以免出现过敏反应，如果出现，应该立刻去掉药物，继续吸拔，过敏反应就会消失。有一位武汉的读者，在罐口部位贴敷带有挥发性物质的伤湿止痛膏，结果浑身起疙瘩，后来取下止痛膏，继续拔排毒罐，疙瘩就消失了。就是这位读者让我们在书中告诉读者，拔排毒罐的时候，不要在罐口部位贴敷带有挥发性物质的伤湿止痛膏，那样可能会出现过敏的症状。

（10）笔者发现好几例拔罐部位出现汗毛加重的情况，所以，对于一些暴露在外的皮肤部位，应当加以注意，当发现有这种倾向时，不要继续在这个部位上罐，以免影响美观，尽管这是很少发生的事情。

（11）皮肤结痂以后上罐，痂干裂会引起较强烈的疼痛。采用活血化瘀的黑膏药将痂敷软，起膏药时，动作要慢一些，避免将皮肤揭下来。起罐以后，将起疱的罐口部位清理干净，再选择大小合适的膏药，按照贴敷要求，贴上一贴膏药。下一次上罐前，将膏药取下来，将膏药上吸拔出来的脓物都清理干净。在重罐结束后，罐口部位的表面清理干净以后，再将膏药贴上去，一贴膏药可以重复使用多次，以后如此重复上罐。结合外敷膏药的拔罐方法可以保持罐口部位始终向外排病，也会减轻一些疼痛。针对不同的疾病，可以外敷不同的膏药。

（12）拔罐前，先要了解接受拔罐的人是否有高脂血症、高黏血症、高血压的三高症状。如果有，特别是高黏血症，建议首先通过食疗降低血液黏稠度，如每天空腹喝一小勺冷榨亚麻子油或每天三顿吃有亚麻子油的拌菜。

第七章
罐口部位的划分方法

虽然拔罐疗法确定罐口部位的精确程度不像针灸对穴位的要求那样严格，但是，我们也应该知道罐口部位的中心位置。

根据根治型拔罐疗法的治疗特点，罐口部位主要分布在与五脏六腑相对应的体表皮肤的皮部区域。比如：肝在胸腹和背腰的右半部，所以在背部相对应的皮肤表面有肝区、肝上尖区、肝下尖区这3个区域对应着肝脏的部位。腹腔左上部是脾，所以，在背部左半部有脾区、脾上尖区、脾下尖区对应脾脏的部位。此外，还有心区、肺区、肾区、胃区等。

我们将每个人的前胸和后背按区域划分成固定数量的罐口部位，由此确定所用罐具的大小，这种方法的直观性强，简单易掌握。

一、胸腹部罐口部位

1. 胸腹部罐口部位的划分

找出胸中线，即经过肚脐的一条中心线。任脉循行于此中心线上。

自喉咙下的凹陷处开始，向下至肚脐的上边缘，分4个罐口部位：心口窝以上为华盖区，心口窝为前心区，心口窝以下至肚脐的上边缘为胃脘区和肠区，肚脐中心为脐中区。

肚脐下为一个罐口部位，称为气海区或小腹区。

这样，在任脉循行的路线上有6个罐口部位。它们可以互相交叉，即互含另一罐口部位的一部分。

以乳中线和胸中线连线中点，向上和向下延伸成一条直线。在这条直线上下各有4个罐口部位。由上而下分别是左胃区，右胆囊区，左、右肠区，左、右结肠区，左、右小腹区，它们分别与胸中线上的胃脘区、肠区、脐中区、气海区相邻并互含。

乳中线上下有前肺尖区（或称中府区）、左乳根区、右期门区，左、右腹区。

两侧胸腹部有大包区和章门区。

2. 胸腹部常用部位详解（图7-1）

华盖区（编号1）

华盖区位于前胸正中线上，在咽喉的凹陷与心口窝的凹陷之间。一般情况下，先用略小一点儿的罐具上罐，下次卜罐时再用大一号的罐具重罐。它是前胸中间位置最靠上的一罐，含任脉的华盖、紫宫、玉堂3个穴。

【主治】咳嗽、咽肿、气喘、喉痹、呕吐、两乳肿痛。

本区治疗肺部疾病、气管、食道效果比较好，特别是治疗咳嗽效果比较明显。上罐以后，咳嗽的震动可能会引起疼痛，所以，患者在上罐的同时，最好准备1杯温水，每当咳嗽开始前，咽一小口水，压住咳嗽，减少震动。一般来说，40分钟下来，就能饮用1杯水。

常拔此部位，可以提高人体的免疫力，使人很少患感冒。

前心区（编号2）

前心区即心口窝。

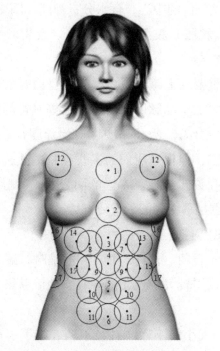

图7-1　胸腹部罐口部位示意图

【主治】咳嗽、呕吐、咯血、哮喘、心痛、胸痛、惊悸、癫痫。

此区含鸠尾、巨阙2个穴，肝左叶在鸠尾穴下，巨阙穴为心之募穴，对医治心脏病有很大的作用，应该在其他脏腑已经上罐一段时间以后再上罐。

胃脘区（编号3）

胃脘区在心口窝的凹陷处下方。上罐时，罐具的上边缘按在凹陷处的下边缘。

【主治】腹痛、腹胀、腹泻、积食不化、肠鸣、呕吐、纳呆、心中烦热、惊悸、癫痫。

此区含任脉的上脘、中脘2个穴，所以称为胃脘区，主治胃部疾病。

肠区（编号4）

肠区与胃脘区相邻，上罐时，罐具的下边缘接近肚脐。

【主治】腹痛、腹胀、腹泻、积食不化、肠鸣、呕吐、痞块。

此区与胃脘区一样，主治胃肠部疾病。

脐中区（编号5）

肚脐中央为罐口部位的中心，含水分、神阙、阴交3个穴。

【主治】腹痛、腹胀、腹泻、水肿鼓胀、反胃吐食、淋证、大小便不利。

脐中区是一个重要的上罐部位。根据全身血管的分布图，脐中区位于腹主动脉、肠系膜上下动脉以及髂总动脉等血管的体表部分，是腹部和2条下肢动脉的会合处。吸拔脐中区对治疗腿部疾病有很好的作用。有人说肚脐不能上罐，但根据我们的实践经验，肚脐是可以上罐的，而且上罐以后能够治疗许多病症。本区的阴交穴为冲脉、任脉、肾脉3条脉交会之处，本区也是平衡阴阳的重要部位。

气海区（编号6）

气海区含阴交、石门、气海3个穴。上罐时，罐具的上边缘接近肚脐，含关元穴。应该用较大一点儿的罐具，使肚脐下只上一罐即可覆盖小腹。

【主治】腹胀、大小便不通、月经不调、带下、崩漏、阴部多汗湿痒、盆腔炎、遗精、遗尿、尿频、尿急、前列腺炎等。

本区石门穴为三焦之募穴，对治疗男科疾病、妇科疾病有很好的治疗效果。

左胃区（编号7）、右胆囊区（编号8）

左胃区在乳中线和胸中线连线中点向上和向下延伸成的一条直线上，与胃脘区相邻。上罐时，罐具的边缘要接近胸中线。

【主治】不思饮食、呕吐、腹胀、腹痛、胃脘痛、消化不良。

左胃区主要用于配合胃脘区治疗胃肠疾病；右胆囊区治疗胆囊疾病。

左、右肠区（编号9）

左、右肠区与肠区相邻。

【主治】呕吐、腹胀、腹泻、消化不良、心烦、遗尿、癫狂及胃肠疾病。

左、右结肠区（编号10）

左、右结肠区位于肚脐两侧。

【主治】呕吐、腹胀、腹痛、腹鸣、消化不良、久泻不止、便秘、小便不利、体热、水肿、虚损劳弱。

本区对治疗急慢性胃肠炎、肾炎、高血压、肝炎、胆囊炎、阑尾炎、胃肠功能紊乱、痢疾以及腰部疾病有重要的作用。

左、右小腹区（编号11）

左、右小腹区位于脐中区斜下方，气海区旁。

【主治】腹胀、腹痛、腹泻、便秘、小便不禁、月经不调、前列腺病及胃肠疾病。

本区所含足少阴肾经之中注穴，为足少阴肾经与冲脉之交会穴，"中"指五中，即五脏；"注"乃流注，五脏之气皆由此转注。对治疗妇科和男科疾病有较好的作用。

前肺尖区（编号12）

前肺尖区属手太阴肺经，自前胸中线旁开，平第1肋骨间隙处，至肩头与第1肋骨间凹陷处即是。含中府、云门2个穴，又称中府区。

【主治】烦热、恶寒、皮肤痛、颜面水肿、咳嗽、气喘、胸痛、肩背痛、肺胀满、胳膊不举。

本区的中府穴为手太阴肺经之募穴，手太阴经、足太阴经气聚结之处，是治疗肺结核等肺部疾病的上罐部位，同时，也是治疗上肢疾病的重要部位。

左乳根区（编号13）、右期门区（编号14）

左乳根区在胃脘区旁开，肋骨下沿处，直对乳中，含足厥阴肝经的期门穴。

【主治】目眩、咳嗽、反酸、饮食不下、胸胁胀满、心痛、乳痈、胃脘部痛、腹坚硬。

左乳根区位于左心室下，对治疗心脏病很重要，但是不要先上此罐，待肝区、脾区、肾区都吸拔一段时间以后再上此罐。期门穴为肝之募穴，为足太阴脾经、足厥阴肝经、阴维三脉之交会穴。期门区也是一个重要的上罐部位。当自己为自己拔罐，不方便在后背上罐时，在前胸这个部位上罐治疗肝病，相当于在肝区上罐的作用。

左、右腹区（编号15）

左、右腹区在乳中线上，左乳根区和右期门区的下面。

【主治】腹胀、腹水、消化不良、便秘、小腹寒痛。

本区对治疗肾炎、肝炎、肠炎、阑尾炎、胃肠功能紊乱、附件炎等有较好的作用。

大包区（编号16）

大包区位于腋下，自心口窝旁开至腋中线上，第6肋间隙中即是。属足太阴脾经，含大包穴。

【主治】全身疼痛、咳喘、胸胁胀痛、四肢弛缓无力、瘀血凝滞。

本区的皮肤肌肉比较嫩，上罐比较疼痛，所以尽量先将后背吸拔彻底再上此罐。身体疾病多的人在这一罐区吸拔时经常是满罐的脓水和疱。大包穴为脾之大络。由于脾之大络统领全身诸络的络脉，所以，大包区这一罐很重要。

章门区（编号17）

侧卧，肠区旁开，与腋下第11肋尖端下缘相交处即是章门区。含足厥阴肝经的章门穴。

【主治】面肿、呕吐、胁肋痛、腹胀、腹水、肠疝痛、尿少溺黄、腰痛、腰背冷痛不得转侧。

本区含京门、章门、带脉3个穴。京门穴为肾之募穴，可以治疗肾脏疾病；章门穴是八会穴之一的脏会，治疗肝脏等内脏疾病；带脉约束任脉、督脉、冲脉三脉。所以，章门区是经常被选择到的部位，但因为该区上罐较痛，故可以后上罐。

【记忆要点】胸中线从上至下为华盖区，前心区，胃脘区，肠区，脐中区，气海区。

乳中线和胸中线连线中点，向上和向下延伸成的一条直线上有左胃区，右胆囊区，左、右肠区，左、右结肠区，左、右小腹区。

乳中线上有前肺尖区，左乳根区，右期门区，左、右腹区。

两侧胸腹部有大包区，章门区。

二、背腰部罐口部位

1. 背腰部罐口部位的划分

从大椎穴至腰部的凹陷处有7个罐口部位。凹陷处为腰中区，再向下为尾根区。

大椎穴向下至尾根穴分别为：大椎区、神道区、后心区、中枢区、后胃区、命门区、腰中区、尾根区，共8个罐口部位。

后背两侧的肩胛骨距离脊椎最近的边缘与脊椎连线的中点，上下成一条直线，在这条直线上排列8个罐口部位，与脊椎上的8个罐口部位相邻并相含。这些罐口部位包括了五脏六腑的腧穴，对治疗脏腑疾病有很大的作用。它们由上而下分别是：左、右肺区，心俞区，血会区，脾（肝）上尖，左胰，右胆，肾俞区，左、右腰区，中臀区。两侧各8个罐口部位。

靠近肩膀顶部有侧颈区。

以肩胛骨内边缘上下成一条直线，有5个罐口部位，它们分别是：后肺尖区（或称肩胛区），肝（脾）区，肝（脾）下尖区，肾区，侧腰区。每个罐口部位与相邻的罐口部位基本平行并互含。

以上两列罐口部位都是十二经脉中足太阳膀胱经循行路线上的腧穴所在部位。

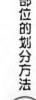

2. 背腰部常用部位详解（图7-2）

大椎区（编号1）

大椎区属督脉，含大椎、陶道2个穴。正坐低头，第7颈椎与第1胸椎棘突之间的凹陷处即是。即低头，颈后第1块高骨下凹陷处。上罐时，将颈后的第1块高骨扣进罐具的上沿即可。

【主治】高血压、头痛、感冒、失眠、虚汗、骨蒸、发热恶寒、痹证、颈项强直不能回顾、咳嗽、哮喘、呕吐、腰背痛、癫痫、疟疾、狂证、黄疸、抽搐。

大椎区是一个必须要吸拔的部位。大椎区的皮肤比较粗糙，耐疼痛，大多数的人都能承受。大椎区属于督脉，从首先疏通任、督二脉，提高人体自身免疫力的角度上看需要吸拔大椎区；从经络循行的方向上看，阳经是从头向下行的，为了把头部的疾患吸拔出去，也要吸拔大椎区；根据以往大多数人的实践来看，真正的颈椎病，吸拔大椎区的效果都比较好。

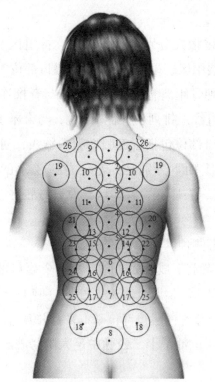

图7-2　背腰部罐口部位示意图

连续吸拔大椎区，可能使这部分肌肉粗糙、发硬，看起来比周围高一块，这都是正常现象，停罐以后就会恢复皮肤的弹性，如果较长时间未恢复，说明该部位所患疾病还没有拔彻底，病气聚在皮肤上，散得较慢。

神道区（编号2）

神道区属督脉，含身柱、神道2个穴。在大椎区下，第5、第6胸椎棘突之间的凹陷处即是。

【主治】发热恶寒、头痛、咳嗽、中风、小儿惊痫、抽搐、失眠。

本区所含身柱穴居两肺俞之间，治疗肺部疾病；神道穴在两心俞之间，气通心俞，主治神志病。本区对治疗心、肺的热病有良好的效果，一般情况下，由于心火大而引起的感冒、发烧时吸拔此部位较好，特别是儿童，往往一罐就起作用。

后心区（编号3）

后心区属督脉，在第7、第8胸椎间凹陷处即是，与前心区相对应。

【主治】心绞痛等心脏病、寒热、颈强直、腰背痛、痈疽、疔疮、咳嗽、气喘。

本区治疗心脏病、腰背风湿症，主治心神疾病。应将其他脏腑部位吸拔一个阶段以后，再吸拔此区。

在突犯心绞痛时，吸拔此区15分钟可以缓解病情，在没有药物的情况下可作为急救措施。

中枢区（编号4）

中枢区在后心区下面，第10胸椎棘突下。

【主治】痉挛、抽搐、寒热、脊背痛、胃脘痛、肝病。

本区位于肝俞中间，主治肝部疾病，对应前胸的胃部，可治疗胃炎等胃部疾病。同时，对增生性脊椎炎、腰背风湿症、精神分裂、癔症等都有治疗作用。

后胃区（编号5）

后胃区属督脉，在第11、第12胸椎棘突间凹陷处即是，含脊中穴，对应胸腹部胃肠区。

【主治】癫痫、呕吐、鼓胀、胃脘痛、消化不良、腰脊强痛不能

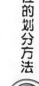

俯仰。

对于胃病、肝炎、肝硬化、痔疮、脱肛、增生性脊椎炎、腹部疾病可在此区上罐。

命门区（编号6）

命门区属督脉，含悬枢、命门2个穴。在第2、第3腰椎棘突间凹陷处即是，在后腰的凹陷上端。

【主治】水肿、失眠、腰痛、腹痛、月经不调、高血压、低血压、脊椎炎、胃炎、肠炎、阳痿、早泄。本区命门穴在两肾俞之间，主治肾脏疾病。

腰中区（编号7）

腰中区属督脉，含腰阳关穴。在后腰的凹陷处即是，位于第4、第5腰椎棘突间凹陷处。

【主治】腰骶痛、腰椎间盘脱出症、坐骨神经痛、下肢痿痹、遗精、阳痿。

腰中区可治疗下肢疾病，下肢有病可拔此区。为疏通督脉，应在大椎区、腰中区同时上罐，以便上下对应。有人认为腰椎间盘脱出不应拔此区，担心影响腰椎间盘，其实不然。应该同时在腰中区对应的脐中区及其附近上罐，将病更多地从前面吸拔出去。腰中区经常是腰椎间盘突出的部位，应该坚持吸拔，将病灶吸拔干净。

尾根区（编号8）

尾根区属督脉，含腰俞穴及上髎、次髎、中髎、下髎穴。上罐时尽量向下靠。

【主治】下肢麻痹、发热无汗、腰脊强直、痔疮、大便出血、遗尿、感冒、男科病、妇科病、坐骨神经痛、腰肌劳损、膀胱炎等。

本区之腰俞穴主管传送肾之经气入腰，终于尾脊。因其接近任脉，故取此区疏通任、督二脉。

肺区（编号9）

肺区属足太阳膀胱经，含大杼、风门、肺俞3个穴。位于肩胛骨边缘距脊椎最近处与脊椎连线的中点处，在大椎区斜下取之。

【主治】感冒、发热、抽搐、伤风咳嗽、头痛、胸背痛、胸膜炎、痛疽发背、脑出血、颈椎病、增生性脊椎炎、落枕。

本区依肺而取，顾名思义要从肺脏取罐口部位，主治肺脏疾患。本区之大杼穴为手足太阳、少阳之会穴，又是八会穴之骨会。风门穴为风邪侵入之门户，也是吸拔风邪的途径。因此，本区是常用的罐口部位。平时为避免受风，大椎区两侧不宜裸露，特别是在睡眠之时。

心俞区（编号10）

心俞区属足太阳膀胱经，含厥阴俞、心俞2个穴。第5胸椎棘突旁开，神道区旁。

【主治】牙痛、咳嗽、癫痫、呕吐、失眠、惊悸、健忘、胸闷、心痛、心胸烦闷。

本区之厥阴俞穴为手厥阴心包经脉气传输之处，心俞穴为心脏脉气传输之处，因此，本区主治心脏疾患。

血会区（编号11）

血会区属足太阳膀胱经，含膈俞穴。位于后心区旁，上罐时，罐口边缘接近脊椎。

【主治】发热、恶寒、心痛、腹痛、咳嗽、气喘、吐血、背痛脊强。

本区的膈俞穴为八会穴的血会，凡血分之疾当拔血会区。

肝（脾）上尖区（编号12、13）

肝（脾）上尖区含足太阳膀胱经的肝俞、胆俞、脾俞3个穴。第9胸椎棘突旁开，后心区旁。在后背两侧肩胛骨的下面，左面是脾，右面是肝。

【主治】癫狂、眩晕、头痛、中风、咳嗽、脊背痛、脑出血、精神分裂、癔症。

本区在后胃区两侧，左侧为脾上尖区，治疗脾部疾病；右侧为肝上尖区，治疗肝胆疾病。

胆区、胰区（编号14、15）

胆区、胰区属足太阳膀胱经，含脾俞、胃俞2个穴。在后胃区旁，脾上尖区、肝上尖区的下面，第11、第12胸椎棘突旁开，右面为胆区，左面为胰区。

【主治】水肿、黄疸、呕吐、咳嗽、胃病、肝病、胆病、胰腺疼痛。

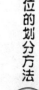

本区之脾俞穴邻近脾脏，胃俞穴邻近胃腑。人体的胰腺在胃、十二指肠后面，胰尾接近脾，胆囊在右肝叶下部。此部位为治疗胃、肝、胰腺疾病的常用部位。

肾俞区（编号16）

肾俞区属足太阳膀胱经，含三焦俞、肾俞、气海俞3个穴，在命门区旁。

【主治】水肿、头痛、腹水、腹胀、痢疾、肠鸣、夜盲、耳鸣、喘咳、糖尿病、失音、遗尿、遗精、阳痿、早泄、妇科病、腰骶痛、脚膝拘紧。

本区之肾俞穴为肾脏经气传输之处，三焦俞穴为手少阳三焦经的经气传输之处，本区为阴阳调节之处。

腰区（编号17）

腰区属足太阳膀胱经，含大肠俞、小肠俞和关元俞3个穴，在腰中区两侧。

【主治】腰脊强痛、腰骶痛、腰肌劳损、腹胀、腹痛、腹泻、便秘、小便不利、遗尿、痛经、糖尿病、男科病、妇科病。

中膂区（编号18）

中膂区属足太阳膀胱经，在尾根区两侧。

【主治】腰脊痛、腰骶神经痛、腰肌劳损、坐骨神经痛、类风湿性关节炎、肾炎、前列腺炎、阴部湿痒肿痛、膝脚不遂、痔疮、下肢瘫痪。此区宜采用大口径的罐具上罐。

后肺尖区（编号19）

后肺尖区在左、右肺区旁，肩胛骨内边缘上端。

【主治】颈项强直不能回顾、肩背拘急、肩关节周围炎、上肢麻木不举、咳嗽、气喘、感冒、落枕、颈椎病、肺炎、肺结核。此区又称天秉区，与中府区相对称，在肩后。含天宗、秉风、天秉3个穴。

采用拔罐疗法治疗上肢的疾病，一般只要在中府区和天秉区对称上罐，就可以治愈上肢的疾病，因为这两罐的吸力足以达到手指。

肝区、脾区（编号20、21）

肝区、脾区在肩胛骨边缘下，与后胃区平行，人体肝脏和脾的体表部分。

【主治】头痛、头晕、呕吐、食不下行、背痛、胸胁痛、泄泻、小便赤黄、身热、黄疸、心血管疾病、糖尿病、风湿性关节炎、类风湿性关节炎等。

本区在后背的右面是肝区，左面是脾区，左脾右肝这4个字是要记住的，是最常用的部位。左面的是脾区，脾生血，提高人体的免疫力；右面的是肝区，肝藏血，血液运行都要经过肝脏，所以是最常吸拔的部位，从以后的讲解中也可以看出来。

肝（脾）下尖区（编号22、23）

肝（脾）下尖区在肝区的下面，与督脉上的后胃区平行，单独取此部位，可以在肩胛骨下边缘向下再隔开1个罐口部位来确定本区。

【主治】与肝区相同。也是治疗肝、脾疾病的重要部位。

肾区（编号24）

肾区位于第1、第2腰椎棘突外开的肾俞穴旁，是人体肾脏的体表部分。

【主治】两肋急痛、腰脊强痛、水肿、肝病、胃病、乳腺炎、肾脏疾病。

本区内部是肾脏，为左、右肾区，如遇到有关肾脏的疑难病症，应该在吸拔肝区、脾区的同时，也吸拔2个肾区。

侧腰区（编号25）

侧腰区与腰中区平行，与左右腰区相邻，在肾区下。

【主治】腰腿痛、下肢疼痛、瘫痪、风湿性关节炎、肾炎。

侧颈区（编号26）

侧颈区位于大椎区与肩头连线中点的肩顶。

【主治】头痛、眩晕、失语、咳嗽、肩背痛、肩背风湿痛、肩关节炎、上肢麻痹、感冒、扁桃腺炎、颈淋巴腺炎、颈椎病、落枕。

三、下肢部位罐口部位

对于上肢部位，由于在前后肺尖区坚持拔罐可以治疗上肢的许多疾病，所以，我们就不再介绍上肢的拔罐部位，读者也可以自己来定。

由于下肢比较长，在腰的一圈选择上罐部位常常治疗效果比较慢。适当地在环跳穴附近以及左右膝眼上罐，可以增强拔罐效果，读者可以根据自己的需要，选择其他的下肢部位。也可以采用拔腿罐（整条腿拔罐）的方法，对于坐骨神经痛、风湿、类风湿性关节炎、下肢麻痹麻木等下肢疾病都有较好的效果。当然，前胸和后背五脏六腑部位的吸拔要先进行或者同时进行。

下肢部分罐口部位的划分（图7-3）。

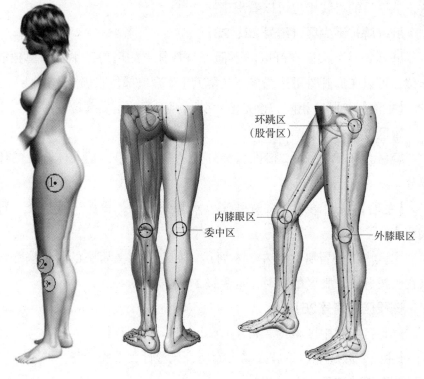

图7-3　下肢罐口部位示意图

环跳区

环跳区又称股骨区，属足少阳胆经，在骶管裂孔与股骨大转子最高点连线外1/3与内2/3交界处，也可在大腿侧中线与尾骨尖的交点处取之或在大腿侧的凹陷股骨头处为中心取之。

【主治】股骨头坏死、坐骨神经痛、风湿、类风湿性关节炎、腰脊痛、下肢瘫痪麻痹。

内、外膝眼

内、外膝眼位于膝盖两侧的凹陷处。上罐时，在膝盖两侧只要选取能上罐的部位即可，尽量用较大的罐具。

以上各区的位置，都是指罐口部位的中心位置，上罐以前，要根据人体高矮胖瘦情况，决定罐口部位的中心位置和罐口部位的大小，然后选择合适的罐具。

每个人的胸腹和背腰的罐口部位划分出来以后，再按大于每个罐口部位的尺寸选用合适的罐具。通过这样的方法选择罐具可以避免由于高矮胖瘦不同引起的不便。

由于带脉统领任脉、督脉、冲脉三脉，实际应用中，围绕腰带一圈的部位是要常选择的。

虽然根治型拔罐疗法的上罐部位主要是在前胸和后背，但是这并不是说四肢就不应该拔罐，相反，四肢的拔罐也是很重要的，特别是因为四肢受风寒较大引起的疾病，更应该同时在四肢拔罐，只是由于四肢上罐不太容易留罐时间长。

以上只是提供参考。每个人都可以结合具体情况决定自己的上罐部位，找出更合适的上罐部位。

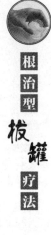

第八章
排病反应

一、什么是排病反应

即使不是根治型拔罐疗法，其他治疗方法也经常有这样的情况：在治疗某种长期慢性疾病时，有的医生会告诉患者，在治疗或者服药期间，可能会犯一次病，而且可能比以往犯病的情况还严重一些；或者说，身体的某些部位可能会出现不舒服，甚至很难受的现象；或者是身体的某个部位出现异常表现。这些不正常的情况和表现，我们称作是排病反应。

在长期慢性病患者拔根治型罐的过程中，很可能出现排病反应，这是根治型拔罐疗法的独特之处。拔罐的负压作用，不像药物那样，从各个方向流向排病，很快将病毒杀死，而是依靠身体内各处的免疫力战胜疾病。在罐具吸拔的过程中，由于免疫力不一定完全杀死致病的成分，排病不一定在原地被完全消除，也不一定是完全通过消化系统排出身体，还有可能通过皮肤等其他途径排出身体，所以，疾病在排出的时候可能出现各种各样的现象。这些症状，有可能是以前的疾病发作，也有可能是新的情况，甚至是人们之前想不到的情况。黑岩东五在《真空净血疗法》一书中写道"痰与咳一时虽似有增加"的情况，就是一种排病反应，是比较轻微的排病反应。

患者不仅需要了解排病反应，医生也应当了解，这样可以避免误诊。

本书根据许多患者拔罐之后的反馈信息，将我们对排病反应更深刻地认识进行介绍。

二、常见的排病反应

下面将我们自己经历过的以及各地患者在拔罐过程中出现的排病反

060

应现象作一下总结，更希望读者能将自己在拔罐过程中的经历、体会介绍给我们，互相交流，以便帮助更多人。

头部的排病反应症状有：头痛、头昏、血压升高、耳鸣、眼红、流鼻涕、牙痛、出鼻血以及嗳气、打嗝、吐白沫（肺及气管疾病的反应）、掉头发等，还有出现类似手脚泡在冰水里，一阵阵凉飕飕的风吹过并伴有扎骨样疼痛的感觉。

躯干部的排病反应症状有：发热、发冷、痒、关节痛、筋骨抽搐、全身疼痛。发冷时甚至盖被都不觉得暖和，直打寒战；发痒时，经常整宿地抓挠也不解痒；更有甚者，有时瞬间全身不能动弹或者腿脚不好使——发热的情况一般是低热，持续1周至1~2个月的都有。曾经遇到过这样一个病例：在治疗口腔溃疡时出现低烧（37℃左右），连续2个月，吃扑热息痛也不怎么管用，当时体温稍微降一点，随后就又升上来。高热的情况也有发生。

躯干部的排病反应症状还包括出汗、出异味、出红点子（出疹）、出疙瘩等现象。肾有病的人可能有腿肿、脚肿的症状。

罐口部位出现红肿、身体发热。

脚部的排病反应症状有：脚臭、脓疱、烂脚丫等现象。

当病气通过消化系统排出的时候，可能出现腹泻，肛门赤痛，排尿发红、发黄或者便秘的现象；当病气通过罐口部位排出的时候，表现为脓水、黏稠物、沫子等；当病气通过呼吸系统排出的时候，可能出现咳嗽以及"痰与咳一时似有增加"的情况。

对于女同志，在拔罐过程中可能出现暂时的"停经"或经期过长以及量的增加或减少等现象。

人体的体质不同，有的患者拔罐后可能有浑身无力、虚弱等不舒服的感觉等。

排病反应是多种多样的，有一些是开始拔罐预料不到的，所以，我们每次在介绍这种拔罐疗法时，都会说："只要是拔罐期间发生的异常现象，如果没有其他可以解释的原因，十有八九是排病反应。"

有一些排病反应症状可能令人担心，甚至被人误解为病情加重，因而中断治疗。也有的人因为对排病反应不了解，出现排病反应以后，处

第八章 排病反应

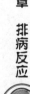

理方法不当，没有使排病反应尽快消失。其实，随着排毒拔罐的进行，再坚持吸拔下去，这些排病反应就会消失。大多数排病反应的持续时间不会很长，一般几小时或1~2天，个别病情较重、病程较长的患者持续1周甚至半个月，1~2个月以上的情况也是有的。

三、排病反应的例子

（一）起疙瘩

例1：2007年7月20日的晚上，一位邯郸市的女患者来电话说，以前用拔罐治疗中耳炎，现在中耳炎好了，可是在拔的过程中，身上出了许多红疙瘩。刚开始疙瘩比较大，后来大疙瘩退了，又出一些比较小的疙瘩，在胳膊肘、膝盖附近、手指以及脖子前后出得比较多。她看过书，也估计是排病反应现象，但是一再出现红疙瘩，心中难免又生疑虑，所以来电话咨询我们。我们告诉她：这是由于拔排毒罐产生的免疫细胞与身上的疾病斗争，将病表现出来了，才会出疙瘩，出现的部位在胳膊、腿、手指以及脖子前后的关节处，多数是淋巴结多的部位。我们告诉她继续坚持拔罐，疙瘩会消失的。

例2：2009年2月，一位四川省的读者在拔了半个多月罐的时候，身上多处出现红疙瘩，心中怀疑，咨询过我们以后，半信半疑，继续拔罐以后红疙瘩消退了一些，后来还继续起，消退得比较慢。

拔排毒罐的过程中，身上起红疙瘩的病例是比较常见的，随着拔罐的进行，这些红疙瘩陆续都消失了，没有听说不消失的情况。

例3：2007年6月28日傍晚的时候，辽宁省凤城市的一个女患者来电话，介绍她在拔罐以后出现的现象。因为是自己给自己拔，所以她只在前胸拔罐，拔了十多天，出了许多疱和脓水，她也坚持了重罐。不过拔罐以后出现了浑身无力的现象，腿也无力，两条腿从脚到大腿根到处都是红点儿，把她吓坏了。来电话告诉我们的时候这些现象都已经消失了，只有腿还感到无力。

这位女患者在7月8日下午坐着三轮车来到我们这儿询问，因为她最近左腿不太好，而且无力。她说以前有胃病，肠胃不好，拔了十多天以后，胃肠有了明显的好转，大便也成形了，饭也吃得比过去多了。我们告诉她以后还可能有反复，腿上也可能再出红点儿，但是不会像上一次那样多，会越来越少，并且会逐渐都消失的。经历了这些情况，她对排病反应有了比较深的了解。

一年以后我们随访了这位女患者，知道她身体状况都正常了。

例4：有位医生为一个右腿疼痛的患者拔排毒罐，在膝盖周围的阴陵泉穴、阳陵泉穴、血海穴、委中穴等部位上罐，全身许多地方出现"鬼皮疙瘩"，肉皮颜色，形状不规则，大小不一，痒得很厉害，特别是后背。这位医生在患者的后背有疙瘩的地方上罐，每个部位拔10多分钟就起罐，然后换地方找有疙瘩的部位再拔，后来让患者回家以后继续找有疙瘩的部位上罐，第2天这些疙瘩就消失了，痒也减轻了许多。

（二）高热

例1：一位患有间质性膀胱炎的患者，每日忍受膀胱疼痛的煎熬，2006年买了《排毒拔罐疗法》这本书，读了黑岩东五的事例，下决心通过拔排毒罐治疗自己的疾病。她忍着巨大的疼痛坚持拔排毒罐，每天坚持重罐2次以上，每次留罐时间都在1小时以上，吸拔的力度也比较大，当然罐口部位排出的疱、脓水等也比较多。1个多月后出现了高热的情况，当体温达到39℃的时候，她的家人通过电话咨询我这是怎么回事，应当怎么办。

接到电话，我首先想到：许多患者没有接触过排毒拔罐疗法，特别是医生，他们对拔罐起疱都会产生"可能会感染"的想法。虽然我们在书中介绍了不会感染的经验，但是，一旦出现了高热的情况，他们一定会想"是不是由于感染引起了高热？"这是可以理解的。

在询问过她的家人、排除其他原因以后，我告诉她们，这是拔排毒罐以后由于排病反应引起的高热，是正常的排病反应现象，并且告诉她的家人，只要高热不超过39.5℃，不用服药退热；如果超过39.5℃，再到医院，在医院检查时尽量做一下血培养，以便看一下是否有什么病菌（或病毒）引起高热，也许可能找出长期疼痛的病因，便于以后有针对性地治疗，方便时将检验的结果告诉我。

在后来电话联系的过程中，我们了解到她由于体温持续上升到医院输液治疗了。她的家人将医院检查的结果告诉了我们：血常规检查没有异常，只有中性粒细胞略高一点儿，血培养也没有发现问题。经过3天的住院治疗，退热以后，这位患者就出了院。

因为毕竟不能耽误患者的病情，所以我们不能说超过39.5℃还不上医院，尽管我们认为这是排病反应。

这位患者出院以后，她的疼痛程度减轻了许多，过去需要依靠止痛针来止痛，经过这次高热以后，不用止痛针也能忍受疼痛了。后来，她通过其他老中医的治疗，病情进一步好转。

例2：2006年9月，一位女患者来电话说她患有六七年的支气管扩张，拔罐以后发烧，开始38℃多，后来达到40.2℃，每天下午严重。由于她心里没底，不知该怎么办，于是来电话咨询。我告诉她最好做一下血常规检查，看看白细胞是多少，如果白细胞正常，那么很可能是排病反应，坚持拔几天罐就会好转的。后来她告诉我们说，做了血常规检查，只有中性粒细胞一项略高，其余正常。她的情况也属于排病反应现象。

例3：青岛市一位姓张的女患者在电话中介绍她拔排毒罐的情况。她拔了一段时间的排毒罐以后出现了发高烧的现象，大约38.5℃，吃了1片扑热息痛，在咨询我们以后就再没有吃药，后来接连低烧，37.3℃左右，持续了约半个月后恢复正常。

2007年7月，她来电话说自己患有30多年的咽炎，想通过拔罐治疗。这次拔了肝区、脾区、肾区、脐中区，前后肺尖区先后上过4遍罐，每次都有很多疱，拔净以后又上罐。在治疗咽炎的时候并没有出现浑身痒的情形，只有在上罐时发痒，起罐后就不痒了。在这些位置上过罐以后，她又因为多年的腿痛、麻木，希望通过拔排毒罐治疗这些疾病，所以又来电话咨询。我们告诉她下一步应在两个肠区和环跳区上罐，两侧的环跳区不要同时上罐，待一侧上完以后，再上另一侧。

7月21日晚上她来电话说，她在两个肠区和一个环跳区上罐，这3个位置都是满罐的疱，有的疱像大蚕豆，密密麻麻的，重罐的时候很痛，只能忍，排气筒拉动一下就能吸住，后来又出现了低烧的现象，过了一些日子低烧也退了，她的咽炎、腿痛都有好转。

还有许多拔罐以后发热，甚至高热的现象，随着拔罐的进行也自然退热的病例。下面谈一下我们对这个问题的认识。

有一位患者在2006年12月至2009年2月的拔排毒罐经历中，曾经发热到40℃，恰好当时她家中没有备退热药，天色太晚又无法买药，所以只好坚持到天亮，热也退了。在前面的介绍中有过发热到39.5℃以上输液退热的例子，我们评论说：如果不采用药物退热，也许能使患者疾病好得更彻底。现在这位患者的例子又一次告诉我们，在拔排毒罐的过程中，出现发热的情况，很可能都是排病反应，一般不必用药物退热，随着拔罐的进行会自然退热，虽然发热持续的时间可能比较长，这是人体与疾病斗争的过程，必须继续坚持拔排毒罐才能恢复正常。如果停止了拔排毒罐，斗争的过程还在继续，可是帮助人体提高免疫力的力量得不到继续加强，这个过程就可能会延长。

但是，我们并不是说发热的情况都不使用退热药，要根据具体情况而定。如果在医院的各项检查中没有发现什么异常，就应该首选物理降温，观察一下。如果经过检查有炎症，再对症用药。在用药的同时，还应该坚持拔排毒罐，我们在这里介绍了这些经历，如果以后有人遇到了这样的情况，可能处理得更恰当。

通过这位患者的发热过程和以前经历过的发热情况，我们对拔根治型罐发热有了新的认识：

在排毒拔罐的排病反应过程中，经常出现发热的现象，正确对待拔罐过程中的发热是十分重要的，它关系到是否能治愈疾病。根据人体发热的医学解释，由于人体内的免疫系统与疾病的斗争才使人的体温升高，所以我们不要一遇到体温升高就手忙脚乱，不知所措。

当体温处于低热状态的时候，说明只有少量的免疫细胞在与疾病战斗。免疫细胞参与数量的多少，一方面决定于病气的量，另一方面也是由人体能够提供的免疫细胞数量决定的。当病气少的时候，人体只要调动少量的免疫细胞就可以战胜疾病，不必调动太多的免疫细胞就可以完成任务，这种情况下发热持续的时间会比较短。当病气比较多，人体同时可以调动的免疫细胞数量又不多，不足以很快战胜病气，只能靠陆续增加的免疫细胞来战胜病气，就可能发生低热的情况，发热持续的时间也可能比较长，而陆续增加的免疫细胞就要靠拔排毒罐以及不断提高胃肠功能和免疫功能来获得。

当体温处于高热状态的时候，表明有大量的免疫细胞在与较多的病毒作斗争。这种情况说明患者的免疫系统所能提供的免疫细胞还是比较多的。这个时候如果免疫细胞很快就战胜病毒，发热持续的时间可能就比较短。如果病毒比较顽强，免疫细胞不能很快战胜病毒细胞，双方可能处于一个较长时间的相持阶段，发热持续的时间可能比较长。在这种情况下，如果我们可以知道病毒的种类，可以采取相应的药物或者相应的方法，增强免疫细胞的能力，削弱病毒细胞的能力，帮助人体免疫系统尽快战胜病毒，缩短发热的持续时间。但是，由于面对的是一些疑难的慢性疾病，无法确定病毒的种类，也没有办法采取相应的药物来加强免疫细胞的能力和削弱病毒细胞的能力，因此，只有采取其他相应的方法，包括拔排毒罐以及不断提高胃肠功能，不断增强免疫功能等方法。

许多人对于拔罐疗法的特点不了解，为了安全起见，往往先采用药物退热的措施，但是，这些措施不一定有利于疾病的彻底治愈，反而可能延缓疾病的治愈过程。倘若能够对患者进行必要的检查，确定是否是排病反应，然后，在医生的监护下，不急于采取输液退热的措施，而是先采取物理降温的方式，经过仔细观察以后再确定是否采取药物降温的措施，也可能就此治愈所患的疾病。这就是我们希望更多的医生能够了解这种拔罐疗法，结合自己的专业技术，帮助更多的患者治愈疾病的原因，因为类似这种情况的患者可能比较多。本来可以通过自身的高热消除排病，可是，一旦在这个过程还没有完全进行到底就停止了这个高热除病的状态，特别是当患者忍受了巨大的疼痛才产生了这种高热状态时，很难再复制这样的状态，只能事后遗憾而已。

然而，人体能够承受的高热还是有极限的，谁也不能去冒这个风险，为了安全起见，医生们采取药物降温的措施也是理所应当的，这就要看如何掌握了。这也是一个新的医学问题，需要进行认真的研究和实践。但是，我们认为，对于高热的情况，只要不是超过39.5℃或者在相应的检查结果中没有发现异常的情况下，可以不必急于采取药物退热的措施，继续坚持拔罐，同时，在医生的监护下，尽量先采取非药物的降温措施，并适当提高患者的免疫力，继续观察治疗，也许能达到比较理想的治疗效果。

（三）感觉皮肤热

例1：一位女患者因为想治疗心脏方面的疾病，在后背的大椎区和肝区、脾区上罐，拔了五六天，感到肝区、脾区及其附近的皮肤很热，但不是体温高的热，而是像背个热锅盖的感觉。经询问，她做过子宫肌瘤切除手术。我们告诉她，先在任、督二脉上罐，在肚脐两侧及华盖区、大椎区和命门区上罐以后，热感减轻很多，几次随访了解到她的热感已经消失了。

例2：一位老年女性在吸拔一个阶段后感到背部逐渐有热感，但是体温不高。我们告诉她在肚脐及其附近上罐以后，热感逐步消失，后来热感完全消退。经询问，她患过子宫肌瘤并已切除。我们认为她的热感是以前妇科病所致的排病反应。

上述皮肤感觉热的排病反应现象较少出现，而且是发生在女性身上的现象，如果患有子宫肌瘤，则可能出现皮肤热感逐渐加重。根据这个特点，在采用拔罐疗法的过程中，不要同时上太多的罐，如果出现皮肤感觉热的排病反应现象，只要停止拔罐或者在任、督二脉的循行路线上选取拔罐部位帮助疏通任、督二脉，或者着重吸拔靠肌瘤比较近的部位，在肚脐及其四周和腰部及八尾根附近上罐，可以逐渐使上述排病反应现象消失。

（四）由妇科疾病和男科疾病引起的排病反应

例1：有一位女士由于浑身痛和肢体冷等原因行动困难，在2008年10月开始拔排毒罐，2009年3月来信说疼痛和肢体冷好转了许多，但是浑身痒、全身火烧的感觉特别强烈，"疼痛、痒更加剧烈，尤其是没有上罐的部位十分痒痛，白天晚上都不能入睡，如果只上几个罐更加难受，每次上25个罐左右才稍微舒服一点儿。如果上罐迟一点，全身内外像大火烧身，痒，可是罐上完后也是火烧火燎的，心里非常难受，但不像感冒高烧不退，而是大火燃烧样感觉，火气都从口腔冒出来似的难受。每天上午不能吃东西，晚上也吃不下，只是下午的一段时间能吃一些，而且很少喝水。"

我们告诉她在肚脐和肚脐附近以及大椎区和腰中区上罐，她在这几个位置上罐以后，在信中说"大火一样燃烧，火气都从口腔冒出来"的感觉消失了很多，晚上也能睡着觉了。

她在2009年8月的信中说："我的腿还是不能蹲下去，很痛，很胀，后背也胀痛，手臂还是不能下冷水，这以后会好吗？现在整个罐口还是冰冷，拔出来的都是冰冷的血水，肚脐四周为什么拔不出什么东西？别的地方都有很多东西拔出来。腰椎已经烂了快1年了，每天要拔十几次，到现在每次还是有很多脓水，肚脐到时候也会烂起来吗？现在腰椎里面不痛了，但罐口痛得很，没拔之前无法走路，但别的地方不烂。现在烂得很凶，腿疼得上罐都上不了，全身痒得要命……冷好一点了，还是火烧火燎的。"我提醒她注意别感染，问她是否有发热、异味等，她回答："这些都没有，腰椎旁边的罐口还是很冷，还有很多罐口很冰冷，但里面拔出来的水很臭。"

后来我们与她电话联系时，她说她还患有子宫肌瘤和盆腔炎。在以后的拔罐过程中，上述问题还是没有完全好转，特别是痒的问题。因为子宫肌瘤的数目比较多，治疗起来比较慢。

例2：沈阳市有一位女读者，在拔排毒罐以后时常感到后背有一股气儿窜来窜去，时有时无，令人很烦恼，不知如何是好，当时她告诉过我们说患有子宫肌瘤，后来再没有与我们联系。在佳木斯也曾经有一位女读者，在拔罐以后出现过这种后背窜气的现象，时有时无，多方求医，后来也没有再与我们联系。

以上的排病反应现象，也是由于子宫肌瘤和妇科疾病没有治愈的原因所致。

例3：一位男患者3年多来身上总是感到发冷，性功能也完全丧失，四处求医。后来在一位老中医诊所服中药，开始有一点效果，服用1个多月以后，他就感到这些中药也没有明显的作用了。2009年，他看到了《排毒拔罐疗法》一书中第106页"原来三伏天得盖被睡觉"的病例，受此启发开始了排毒拔罐的过程。刚开始只在后背上罐，上罐的时候手摸罐具是冰凉的。我们认为他任、督二脉不通，所以发冷，建议他在肚脐及其两侧上罐。后来他在肚脐及肚脐两侧及左胃区和右胆囊区上了5罐，冷的感觉减轻了许多，热感增加，感到性功能也有所增强。可是后背罐口的痒又强烈起来。我们告诉他，在痒得剧烈的情况下，应当在痒的罐口部位重罐，只要解了痒就可以起罐，这时不必留罐太长时间，他感到效果也不错。但他后来又出现冷的感觉，于是我们建议他停止拔罐，通过那位老中医的中药，他感到又明显好转。这个事实再一次告诉我们，排毒拔罐配合其他疗法，可以使其他疗法发挥出更快、更好的效果。

在与我们联系的出现严重痒、冷感、热感、气感、火烧感觉的女性中，经询问，许多都患有比较严重的妇科疾病，特别是子宫肌瘤。这部分患者应当着重吸拔腹部及腰围的一圈。对于痒感的出现，我们认为是体内的炎症由于拔罐的作用被活动起来了，在被排除过程中出现的现象。对于存在妇科和男科疾病的情况，应当先着重在病灶部位拔罐，避免使病灶部位的病菌和炎症扩散，增加排病反应的痛苦。

例4：有一位女患者来到我们这儿，要求我们指点拔罐。她自述拔了比较长时间的排毒罐。她在拔了一段时间以后，脸部发肿，因为之前知道会有排病反应，所以没有惊慌，而是继续拔罐，结果五六天以后肿就消了，拔了一段时间，心脏也感觉好多了，由于配合吃中药，子宫肌瘤也好了。她说："拔罐以前告诉了我有排病反应，心中有了底儿，没着急，后来肿就消了。"

（五）心跳加快的反应

例1：在丹东市，有一位患者也采用了拔罐方法自己在家拔罐。因为他年轻，体质比较好，在神道区、肝脾下尖、两肾区以及前胸的华盖区、肠区、左胃区、左肠区都上了罐，上的罐比较多，起罐后，内肾区罐口部位的病都向前胸走，肠区上半部的紫红疱虽不很多，但皮肤表面的色很重，华盖区和神道区的疱都比较多，接连拔了一两个月的时间。一天晚上7点多钟，他的父亲来电话告诉我们说他的心跳太快，每分钟

120多次，同时伴有难受的感觉，问我们是什么原因，能不能拔坏。我们告诉他不要紧，这是排病反应，过一会儿就会好转，不用着急。过了20分钟我们去电话询问。他的父亲说他的心跳每分钟70多次了，后来逐渐就恢复了正常。说实在话，虽说这是排病反应的一种，之前也向患者介绍过，但当时我们也是比较担心的。

病例2：2009年3月，一位瓦房店市的女同志来电话介绍说，她拔了3个月的排毒罐，前不久只在前胸的胃肠区上罐，可能靠近左乳根部位，连续3～4天心跳加快，达到每分钟100多次，后来感觉受不了，就又改为在神道区和肝脾区上罐，心跳又恢复了正常。这也是一个出现心跳加快的排病反应的病例。因为拔罐的部位靠近心脏，所以排病反应较重，更换了上罐部位，反应就减轻了。

（六）浑身奇痒的现象

例1：南京市有一位女患者，在拔了1个多月的罐以后，出现了浑身奇痒的现象，不知如何是好，问我们有没有解决的办法。我们告诉她没有其他的解决办法，只有继续坚持拔罐，当痒的情况加重时，就应该继续重罐，帮助减轻痒的感觉。

例2：江西省南昌市的一位女患者来电话说她因为治疗咳嗽，拔了1个多月的罐，在大椎区、肝脾区、尾根区、胃肠区、华盖区上罐，结果出现浑身痒的现象，痒得很痛苦，但不拔又感到痒得更受不了，问有什么解决的方法。后来我给她去过几次电话，了解痒的情况，她说痒了比较长的一段时间，大约2个月以后痒的感觉才逐步消失。

例3：洛阳市的一位女患者来电话咨询，问在拔排毒罐时出现了奇痒的情况如何解决，当时我们说还没有好办法。当她听我们说女同志拔罐经常出现奇痒时，回去思考，认为女同志毛孔细，所以才容易痒，于是，她让爱人在她的疱上用小手术刀划个十字口，然后将疱上的皮掀开，再重罐，结果痒几乎消失了。我们就把她的这个经验告诉给大家，也许会对大家有所帮助。

这位女患者患有子宫囊肿，在拔尾根区时，罐口部位在一两个月内都是烂乎乎的，软软的，坚持拔了很久，才使罐口部位恢复正常。她46

岁时闭经，拔罐以后又恢复了正常。

前不久她来电话告诉我们说，她从2009年2月开始拔排毒罐，到2010年的2月因为忙而停止了拔罐，尽管当时罐口部位还在出东西。前不久单位组织职工体检发现自己所患的囊肿已完全消失，她感到很惊奇。

许多拔罐患者中都有过奇痒无比的经历，问我们有没有解决的办法，我们回答说没有。我们自己也经受过痒的折磨，也是无可奈何的，只有坚持重罐和忍受。我们所能告诉读者的唯一办法是：在痒加重的时候，继续在原来上罐的位置重罐，不论在什么时候，有时半夜也得上罐，以减轻痒的程度。可以在这些位置多上一些留罐时间短的罐或者在能上罐的部位排罐，时间不一定长，只要缓解痒就可以了，待痒减轻，就可以起罐，不必留罐40分钟以上，20分钟左右就可以。采用刮痧的方法，也可以使痒感减轻。

一般来说，出现奇痒的现象是由于身体受风寒和湿热以及体内有炎症排病所致，在拔罐向外排风寒的过程中出现奇痒的情况。由于风寒是以"气"为主，所以，当通过皮肤向外排风寒的时候，会引起浑身发痒。

对于有炎症排病的情况，应当着重在排病部分拔排毒罐，尽早解除痒的根源，才能尽快止痒。

对于拔排毒罐引起奇痒无比的现象，中医也有许多止痒的方法，读者可以采用，但是在拔排毒罐之前，一定要有思想准备，否则不要拔排毒罐。

（七）听力暂时下降

2008年12月13日晚上，沈阳的一位读者打来电话询问拔排毒罐以后出现听力下降怎么办。她患有颈椎病，在后背的大椎区、两个肺尖区、肝区、脾区以及腰中区拔了4天排毒罐，第1天上罐的时候，大椎区、两个肺上尖区出了许多疱，当时她出汗，感觉恶心、浑身无力，而且觉得耳朵听不见，后来出现晕罐的现象。由于拔罐前看过说明书，说明书上提示出现晕罐时不要急于起罐，要待稳定以后再起罐，所以她就没有急于起罐，等待稳定才起罐。在每次上罐以后都出现了出汗、恶心、浑身无力、耳朵听不见等症状时来电话询问，并咨询她自己选取的拔罐位置有无不当。

我们告诉她做得都对，出现的现象也都是正常的，属于排病反应。这些现象会一次比一次轻，最后会消失的。同时，我们告诉她这些都是由于患风寒、风湿较重引起的，她的颈椎病原因也在于此。风寒、风湿是凉的东西，应该在下边多上罐，在左右腰区多上罐，而且应该多用大罐，让病多从下边排，减轻排病反应。我们问她开始的疱是什么颜色，她说是白色的，这也说明病因是风寒和风湿。她的这些现象除了耳朵听不见以外，其他是我们经常遇到的。这次听她说出现了听力问题，说明外排风寒时可能出现听力暂时障碍的现象，也说明肺尖区对治疗耳部疾病也能起作用。

（八）头痛

一天晚上，笔者接到一个外地女同志的电话。她以前来过电话，说在后背的大椎区、肝脾区以及尾根区等处上罐，出了许多的东西，身体感到虚弱，而且头痛（在这以前头不痛），问我怎么办。当时我告诉她在前胸的脐中及脐中的左上角上一罐，解决胃的问题，最好在前肺尖上一罐，在右肺尖也上一罐，她照做了。

这次她告诉我说，右肺尖只拔出3个白疱，但是后来拔成1个大疙瘩，很痛，因为担心，所以又来询问。这次我问她头还痛不，她说不痛了。说明她的风寒比较重，在肺尖区拔是对的，这个疙瘩可能是风寒聚在一起的结果，我告诉她用针挑一下再拔，看出的是血还是沫子。

（九）癌灶被活动起来

一位患过淋巴癌的70多岁老年人，使用偏方，并且多年服用一种保健品，使病情得到了控制和好转。2006年的时候，她接触了排毒拔罐并开始拔排毒罐。后来，肺部感觉不适，经检查发现肺部出现癌变，她意识到是出现了排病反应，在医院做了一次化疗，回家以后，加大了保健品的用量，同时继续加强拔排毒罐，一两个月以后，病情好转，当她到医院复查时，癌变消失，医生感到很奇怪。这位老人的身体状况至今一直很好。

当这位老人将这件事告诉我们以后，我们将我们的看法告诉了她。我们认为：由于这位老人采用各种偏方以及自身的原因，多年病情一直得到了控制，虽然身体也有一些不满意的现象，比如由于服用偏方腿部肌肉开始萎缩。在接触排毒拔罐疗法以后，因为经常拔排毒罐，使排病活动起来了，所以出现"肺部感觉不适，经检查发现肺部出现癌变"的现象。这个事实说明，拔罐能够将癌细胞活动起来，由于她在医院做了化疗，回去以后，加大保健品的用量，同时开始加强拔排毒罐，所以一两个月以后，病情完全好转，至今身体良好。重要的是"同时开始加强拔排毒罐"。以前她每个月服用比较多的保健品，也并没有将癌细胞完全消灭，说明保健品可以将病情稳定在一定的范围内，免疫力与癌细胞处于相持状态。在拔排毒罐以后将病灶又活动起来了。在开始加强拔排毒罐以后，才将活动起来的癌细胞再次消灭。这件事情再一次说明：拔排毒罐能够将排病活动起来，然后排除病灶，也说明：在面对难度很大的疾病时，多种方法同时运用，会更加安全可靠。

拔排毒罐以后可能将病灶活动起来，也可能将癌细胞病灶活动起来，这是采用排毒拔罐疗法的一个显著特点，是必须引起重视的。如果害怕将癌细胞活动起来，就不要拔排毒罐。如果正确地运用这个特点，在活动起病灶以后，再采取进一步的措施，比如继续加大排毒拔罐的力度，就可能将病灶消灭，达到真正治愈的目的。当然还要运用得恰当。同样的道理，如果我们平时坚持拔排毒罐，也可以达到预防癌症的目的。

也许有人会说，我们这是将别人的成绩说成是自己的成绩，贪天功为己有。其实这是一种真实的情况。有一些患者，在拔排毒罐以前也是四处求医，只是因为拔罐的配合，病情才有好转，后来由于疼痛难忍，停止了拔排毒罐。当时他们并没有认识到，结果多花了不少的钱，也没有获得理想的效果。我们将这种情况介绍出去，是为了使更多的人了解这一点，在遇到疑难病症的时候能够结合根治型拔罐疗法治疗疾病，既能避免较长时间的拔罐给患者带来的疼痛，少走弯路，又能真正治愈疾病。

（十）拔腿罐的部分反应

在采用四肢拔罐器为整条腿拔罐的时候，起罐以后，可能出现整条

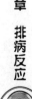

腿痒的感觉，也可能有全身多处痒、多处起疙瘩的情况，但是随着拔罐的进行，痒和疙瘩就会消失，中间可能会持续半天、1天，甚至几天。

（十一）剧痛的反应

有强直性脊柱炎的患者在拔罐期间，胸椎等部位出现严重的疼痛现象，他继续重罐，又出了许多大疱，通过重罐的方法，他的多处严重疼痛都得到了缓解和消失。

第九章
《根治型拔罐疗法》出版以后的经历

一、根治型拔罐疗法与"脑死亡"

2007年春节前，我的父亲因为感冒发烧，连续注射了1周的青霉素，虽然退烧了，但是出现多痰和咳嗽等症状，在一个星期天的中午，突然停止了呼吸。随即我们联系了急救中心进行抢救。在本书中，我将救治的经过整理出来，我认为这是一份珍贵的医学资料，也许会为其他人提供借鉴指导，为那些被认定为"脑死亡"和"植物人"而不能继续努力救治的患者提供一种新的治疗方法。

1. 事情的经过

2007年2月4日中午11点，我的父亲因痰卡住呼吸道，突然不省人事，没有了呼吸，约30分钟后120急救车到达，经医生急救，心脏恢复跳动，随即被送到丹东市中医院ICU病房进一步抢救，依靠呼吸机呼吸。入院后，医生诊断为：呼吸、心跳停止复苏后肺部感染，上消化道出血，低蛋白血症，意识障碍等。到达ICU病房的时候，经检查瞳孔散大为6.0毫米，对光反射消失，没有自主呼吸。医生认为，由于呼吸停止时间较长，类似脑死亡的情况，几乎不可能抢救成功。

2月5日下午接近3点钟，我进病房探视，发现我父亲处于侧卧的姿势。由于较长时间应用根治型拔罐疗法以及出于对拔罐疗法的信任和了解，在我的脑海里，没有采用过根治型拔罐疗法治疗就被认为是不能治愈的结论是不正确的。**只要有可能，我都要争取采用根治型拔罐疗法进行治疗或配合治疗。**当我父亲仰卧的时候，我没有理由提出拔罐的要求，因为那样也许会妨碍医生的抢救工作，更怕由于翻动身体会对抢救产生不利。但是当我父亲处于侧卧的姿势时，我看到了希望，看到了我父亲能够被救活的希望。

由于我父亲可以侧卧，就能够上罐，所以我认为可以采取拔罐方法配合救治，于是向医生提出在采用现有医疗措施的同时，也采用拔罐的方法配合抢救治疗。可是，医生怎么能够相信拔罐的作用呢？在无法拒绝的情况下，医生要求我签字承担拔罐产生的一切后果后方才同意。

医生已经告知没有抢救的意义，我们也已经都签过字了，我还有什么顾虑呢！我立即签了字，让我的女儿尽快取来我们的排毒罐，在下午3点多的时候就开始为我父亲拔罐，一直进行到接近晚上10点钟才离开。

当时我父亲是右侧卧位，于是，我和女儿在他的左肩头和后背的大椎区之间以及靠近右肩可以上罐的部位全部上了罐。因为我父亲没有知觉，所以，留罐的时间可以长一些。留罐期间，罐口部位排出了大量的脓水，只要罐中的脓水满了，我就立刻起罐，将脓水等倒出以后，立即再重罐，如此不间断地重复进行拔根治型罐的过程。

大约在拔罐进行不到1小时的时候，我发现有一组输液停止了，我以为是拔罐操作影响所致，于是告知护士，护士告诉我，是她们看到患者监测的血压值较高，停止了升压药组，并不是我操作影响的。

在拔罐进行到下午4点30分以后，护士们进行了交接班，在此后的时间里，接班的护士一再要求我停止拔罐。在晚上9点多钟的时候，由于有其他重症患者进入ICU病房抢救，无奈之下，我才停止了当天的拔罐过程，在接近10点钟的时候，我离开了病房。

第二天早晨，我很早就来到病房，等候主治医生的到来，听取医生的意见。在早晨的沟通中，医生说我父亲的病情有了好转，**具体表现在我父亲的口唇出现了多次抽动，头部出现过多次自主的动作，有了自主呼吸的表现**。父亲这些情况，使我看到了希望。以后的几天我父亲开始能进食营养餐。

就在这次拔罐以后，医院告知不同意我继续拔罐，理由是我不是医院的从业人员。主治医生说既然已经有了好转，先不用拔罐。针对这种情况，我多次找到医院领导，提出要求医院采用本院中医科的拔罐方法配合进行救治，并且要求当出现病危时，允许采用拔根治型罐的方法配合抢救。

对于治疗过程中出现的好转情况，院方认为不是拔罐所起的作用。

所以当我要求院方能够继续采用拔罐疗法配合救治，并且在病危的情况下能够允许使用拔罐的方法参与进行抢救时，先是针灸科的医生拒绝了我的要求，后来是医院领导拒绝了我的要求，并且声称：如果不相信医院的治疗，可以将病人转走。尽管我再三说明，需要的是医院在采用现有治疗措施的同时，配合拔罐的方法才可能救治，而且患者必须要有呼吸机的配合。时间就这样一天天过去，我的要求始终未得到医院的允许，当然也不可能继续拔罐治疗。

这十多天的时间，正是春节前夕，医院也忙于准备过节，我更难以与医院领导交涉。在2007年2月18日的下午，这一天是大年初一，仍旧是下午3点钟，我进病房探视，发现我父亲的血压值很低，高压仅在50~60毫米汞柱之间，经询问医生得知，这是因为升压药组的连续使用产生药物中毒，以至于升压药组不能再起作用，无法维持正常的血压所致，而且当时无法解决这个问题。我问值班医生："这样不是处于很危险的状态吗？"医生回答："是。"情急之下我通过电话，再三要求医院领导允许用拔罐疗法配合抢救解决这个问题，结果仍遭到拒绝，我父亲因无法救治，于当天晚上去世。

2. 护理记录的内容

父亲去世后，我查看了病历和护理记录，从护理记录中，我看到拔罐过程产生的效果。

从2月5日下午到第2天早上的护理记录中，我们知道在拔罐开始前的时间内，我父亲的血压是依靠升压药组维持的，升压药组的输入使血压保持在一个允许的范围内。在停止拔罐恢复升压药组以后的时间里，也一直依靠升压药维持血压。只有在拔罐进行以后，血压才开始升高，在拔罐进行接近1小时左右，16点30分的护理记录显示，由于血压偏高停止了升压药组，在凌晨4点30分左右恢复升压药组，持续停止升压药组约12小时。更重要的是，我从记录中看到了"对光反射存在"的内容。在当时，这是一个多么令人鼓舞的消息。

护理记录表明：拔罐对升高血压起到了比较好的作用。因为在实施拔罐以前和拔罐停止10小时以后的时间里，都是依靠升压药组维持血压，只有在拔罐进行不到1小时的时候，血压升高到可以停止升压药组的程度。

　　虽然在依靠升压药组维持血压的过程中也可能出现血压升高的现象，但是，拔罐进行以后的停止升压药组是在升压药组已经正常输入一段时间的情况下出现的，所以，可以认为是由于拔罐使血压升高，而且连续停止升压药组达10小时也可以说明这一点。更重要的是，护理记录还表明，瞳孔也出现变化，"对光反射存在"更说明病情有了好转，说明脑部的神经还是有活动的，这些都说明了拔罐的进行确实起到了比较好的作用，而在这次以后的记录中再也没有看到这样令人鼓舞的记录，从另一方面也说明医院的升压药组不能产生这样的效果。

　　在拔罐后的第2天早上，我们从主治医生的介绍中也知道病情有了好转，具体是我父亲的口唇多次抽动，头部也有多次自主的动作，探视中我们也多次看到了这些情景。这一切情况都说明：如果能够继续配合拔罐疗法，每天都能有医护人员为我父亲进行拔罐，病情是很可能继续好转的，很可能避免由于升压药组不起作用导致无法救治的后果。

　　我为父亲拔罐的特点是留罐时间相当长，每个罐口部位留罐时间接近五六个小时，几乎都是罐里的脓水满了以后就立刻起罐，接着重新上罐。就是这样的救治过程给了我启示，**在治疗过程中，只要留罐时间足够的长，就能显示出好的治疗效果，这也是符合根治型拔罐疗法依据的科学原理。**

　　长时间的留罐，患者的皮肤会受到损伤，但是，如果能够使"脑死亡"和"植物人"得到苏醒，皮肤的损伤也是值得的，何况我们可以通过更换上罐部位来达到治疗效果，并且在患者好转以后，可以减少留罐的时间，使皮肤得到休息和恢复。

　　在处理完父亲的后事后，就丹东市中医院在拔罐配合救治已见明显效果的情况下，拒绝继续采用拔罐配合救治，我向丹东市医学会提起医疗事故鉴定申请。

　　3. 依据科学原理的分析

　　我父亲的病情之所以危重，是由于呼吸暂停造成大脑严重缺氧，形成了所谓的"脑死亡"，但是，这不是永久性死亡，因为经过抢救，心脏恢复了跳动，血液还在流动，在呼吸机的配合下，各项生理指标基本正常，不能认为是真正意义上的脑死亡，更不能断言是不可逆的。问题是能不能找到帮助和促使脑组织恢复生理功能的方法，我们的拔罐实践和根治型拔罐疗法所依据的科学原理恰恰说明它是可以起到这种作用的。

我们在距脑部最近的大椎区及其附近的部位上罐，可以就近对脑部发挥拔罐的作用。由于血管的连通性，在持续负压的作用下，罐口部位及附近组织中毛细血管气体分压发生的变化促使距离罐口部位较远处的脑部血管中的气体分压发生变化，罐具吸拔的时间越长，负压持续的时间越长，越能促使距离罐口部位更远处血管中的气体分压随之发生变化，这些变化促进了血液中的气体扩散，促使更多的氧进入大脑。

在持续拔罐的负压作用下，更多的氧和新鲜血液进入大脑是完全可能的。**氧和新鲜血液与没有真正死亡的脑细胞发生作用，促进脑组织细胞的生成和更新，促进脑组织内部物质交换能力的增强，促使大脑组织恢复功能。**虽然我们看不到这些过程，但是我们看到了能够发生这些过程的反应。根据拔罐以后我父亲的血压开始稳定，嘴部出现连续的抽动，头部也出现过摆动的现象以及"两侧瞳孔等大正圆，直径1.5毫米，对光反射存在"的记录也说明：通过根治型拔罐疗法的配合治疗，我父亲受伤的脑部组织已经开始恢复了部分功能，如果能够继续拔罐进行辅助治疗，完全可以继续减少升压药组的使用，使病情进一步好转。

4. 救治过程中得到的结论

任何一种科学的每一个进步，都要经历实践这一环节，或者来自于实践，或者要经过实践的检验。根治型拔罐疗法的每一个进步，都是首先来自于实践，并且能够被有数据说话的科学原理所证实。

我的父亲用他的生命给我们留下了这份宝贵的医疗资料，在后人遇到类似病情的时候，可以借鉴。从我父亲的救治过程中，可以总结出以下结论：对于许多"脑死亡"患者，对于许多"植物人"，对于脑部缺氧造成的类似我父亲的这种症状，采取根治型拔罐疗法配合治疗，很可能会取得较好的疗效。关于"脑死亡"是不可逆转的断言，在许多情况下并不一定是正确的。

有过脑中风患者在出现严重的行动障碍后恢复得比较好，经过检查，原因是原来的血栓消失了的情况。在我们的经历中，脑血栓患者已

079

第九章 《根治型拔罐疗法》出版以后的经历

经被证明是可以通过拔根治型罐治愈的；也有过脑震荡的患者，在医院里输液治疗反而越来越严重，后来通过拔根治型罐，出现病情减轻和恢复正常的情况。这些都能进一步说明上述结论的正确性。

在本书的其他内容中，我们还会得出相同的结论，即对于许多疑难疾病采取根治型拔罐疗法治疗和配合治疗很可能取得较好疗效，因为根治型拔罐疗法的作用机制对于许多疾病都是相同的。

二、脑瘤

2009年10月，一位患有脑部胶质瘤的患者家属给我们来信说："我们来到武汉，这里曾经用拔罐治病的都是脑胶质瘤（脑癌）患者，有200多人，他们都是在全国各地大医院中进行过手术（有的已复发）或者是大医院无法手术而来武汉找一位叫李源生（无证医生）治病的。来这里前，大部分人已是倾家荡产，走投无路。治疗脑胶质瘤是世界医学难题，按西医说法这个病无一例不复发。给我们治病的是武汉的李源生，他是一位68岁的老人，他治疗脑部疾病不收分文（其他病每人10元），他是在5年前给一个名叫周灿的男孩治疗时偶然发现您的方法加上他的扎头针可以治好本病的。于是在网上公布这一消息，由此全国各地的患者纷至沓来，如果说周灿没有开过刀，不能完全定性，但有位患者潘某某，2006年8月在北京天坛医院开刀，确认为多形性胶质母细胞瘤，而后经过放疗、化疗，2007年8月又复发，于2007年12月来这里治疗至今，肿瘤完全消失，她的精神状态和身体完全正常。另外还有多人也经过此法的治疗完全控制住了病情，肿瘤虽然没有完全消失，但他们都是各地大医院无法治疗的患者，都经过了九死一生的痛苦阶段，而今个个状态良好，每天在这里充满信心地接受治疗。

李源生的治疗方法是这样的：他先在患者头上扎上十来支直径为0.35毫米的头针，然后采取根治型拔罐疗法让患者自己拔罐，每天1小时，天天不间断，他声称能坚持3个月就过一小关，6个月就过一大关，过了9个月就无生命危险，坚持2年就能彻底治愈，虽然成功的个案不多，但病情好转的个案不少。我看李源生心中也没有底，真实的疗效现在还处于探索阶段。

我家的患者20多岁，在武汉治疗了4个多月后回家，现在不间断地用根治型拔罐疗法加扎针治疗，还采用穴位按摩、饮食调理，现已快到6个月的时间，病情还算稳定，希望苍天有眼，再加上自己的努力以及你们的支持，我亲人的疾病能彻底治愈……"

看过他的情况介绍以后，我从网上搜索到了关于李源生医生的整个事情经过。也证实了上面这位同志介绍的关于李源生医生治疗脑瘤的真实性。下面是李源生医生2009年6月30日在新浪网博客中写的话："我是一位民间中医，通过继承和发展中医技术，在2004年开始给一位患有脑胶质瘤的患者进行头针辅助拔罐治疗，治愈了该患者。以后我就开始了针对性的研究。2007年11月，通过网上公布了不手术、不吃药、不收费能够根治胶质瘤的这一消息，全国各地有8位脑胶质瘤患者来我这里治疗，经过3个月的治疗都收到了很好的效果。2008年8月底患者人数从8人发展到现在的55人。目前有10位患者已经治愈，有核磁共振检查结果为证。为了给远道而来的病人和家属提供方便，我免费治病，目前积累的经验表明，只要坚持治疗3个月，胶质瘤就不会再危及生命，一般半年会有很好的效果。"

在前面的内容中，我们介绍了根治型拔罐疗法对脑部疾病具有治疗作用，现在，通过李源生医生治疗脑瘤的真实病例也进一步证明了上述结论的正确性。李源生医生用针灸和拔罐结合的方法为患者治病，他的拔罐方法也是属于我们介绍的根治型拔罐疗法的范畴，他将根治型拔罐疗法与他的头针疗法结合起来以后，产生了如此好的治疗效果。这件事情进一步说明：**将其他疗法与根治型拔罐疗法结合使用会产生更好的治疗效果。**

我也看到了有一些人对李源生医生不信任，这也是正常的，因为许多人所患的疾病是比较复杂的，不可能很快痊愈，导致一些人产生怀疑。更主要的是因为头皮针加拔罐治疗胶质瘤的方法还没有被国家认证。

我们在2013年初到过中国人民武装警察部队北京市总队第三医院（简称武警三院）。武警三院为胶质瘤患者提供了一个针灸拔罐治疗的场所，给这部分患者提供生的希望，也确实有陆续被治愈的好消息传出。我们也祝福这些患者早日痊愈。

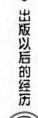

第九章　《根治型拔罐疗法》出版以后的经历

自从李源生医生治疗胶质瘤的消息传播开来以后，陆续也有人向我们咨询胶质瘤的根治型拔罐方法，根据我们与患者的交流，我们将这方面的经历和体会介绍如下。

首先介绍上罐的部位，以供参考。

前胸后背上罐部位的选择：根据中医理论，人体的经脉，阴经在胸前，从脚走到头，从下向上运行；阳经在后背，从头走到脚，从上向下运行，在后背拔罐，可以将头部疾病向下排。所以，大椎区以及大椎两侧、靠近肩膀之间范围内的部位是重点上罐部位，包括侧颈区，在疾病痊愈之前，是不能停罐的，至少总有1罐在上罐；因为心主神志，后心区和神道区也是必须要拔的部位；同时，脊髓与脑髓是息息相关的，肾主骨主髓，从腰中区向上也就是命门区及其上下的部位，都是应该坚持拔罐的。为了效果好，这3个部分的部位每个阶段都要有罐在上，而且每天最好上罐2次以上。也可以说脊椎沿线是应该坚持上罐的部位，特别是大椎区。

为了排除体内的其他疾病，肝区、脾区、肾区也都是应该拔的部位，但是可以每天1次。前胸任脉部位的拔罐，需要根据患者的体质和其他疾病的多少来决定上罐的时机。按照疏通任、督二脉的要求，华盖区和脐中区也是应该上罐的，可以后续进行。

要尽可能地用较大的罐具，小罐是没有大用处的。

无论治疗什么样的疾病，如果拔罐的过程不疼不痒的，那么，是不会有太好的治疗效果的，治疗效果也是远远不够的，这也是导致许多患者不能治愈的原因之一，而许多的患者家属还没有认识到这一点。每次起罐的时候，如果都是在难以忍受的情况下才起的罐，效果才可能较好。

根治型拔罐的过程很可能出现排病反应，不是一帆风顺的。如果一出现看似严重的情况就停止拔罐，也是不对的。

有一位山东的男患者，60多岁，据家属说，胶质瘤复发以后，经当地医院和济南的医院诊断，即使服用中药配合治疗，生存期也只有1~3个月。在我们与家属交谈的过程中，我们告诉她不但要在前胸和后背拔罐，还要在头部拔罐。他的家属愿意为他拔排毒罐，并且认为只要拔排毒罐超过半年，就说明拔罐起作用了。后来，这位患者在半年的时候去复查，肿瘤明显缩小了一些。他的家属告诉我们说："看来拔罐是起了作用，就连济南医院的专家也说这是个奇迹。"她们也告诉我们，拔头部的过程中，也是一样地出疱、出脓水。只是由于各种原因，后来没有能够为他坚持拔排毒罐。通过这个病例，我们进一步认识到：胶质瘤患者在必要的时候，也应该在头部拔罐，特别是在应急的情况下，更是必需的，可以在距离病灶部位近的头部皮肤上罐。

但是，需要注意的是，脑部的拔罐，还是要循序渐进，不要一开始就用很大的力度和很长的留罐时间，要逐渐增加力度，逐渐增加留罐时间，特别是有的患者存在头痛现象的时候。

头部的疾病，根源是在五脏六腑，所以，头部的拔罐，应该是在身体的其他部位进行了一段时间的排毒拔罐以后再进行或者同时进行，这是为了使体内的疾病不要通过脑部排出，避免给脑部增加负担。脑部的拔罐，只应该用来排出脑部的病灶。

另外，腿部的拔罐也很重要，足疗也是很有用处的。中医素有上病下治的说法。

我们建议胶质瘤患者家属，在没有找到更好的治疗方法以前以及在进行其他方法的治疗过程中，一定要同时坚持拔排毒罐，这不仅是因为它简单，费用低，更重要的是增加了患者的希望。只要能坚持拔排毒罐，做到排病的速度大于疾病生长的速度，疼痛在能承受的情况下进行，在身体允许的条件下，应当做到重要的部位每天拔2~3次，这样是可以治愈胶质瘤的。

三、咽喉息肉

在《排毒拔罐疗法》一书的病例介绍中有一段关于咽喉疾病的介绍，讲的是一位患者嗓子里长息肉，手术后咽喉部紫黑色，小舌头萎缩，医院再次检查后无法治疗，后来通过拔罐治疗得以治愈的例子。

2009年，深圳的一位嗓子里长息肉的患者到医院寻求治疗，他求医医院的医生很负责任，向他介绍说：即使手术，效果也不会很好，所以不能手术。这位患者向一位美容按摩师说明了这个情况，那位美容按摩师向他介绍了排毒拔罐疗法，经他同意，为他在前胸咽喉下部华盖区的位置和肚脐上面的部位以及后背的大椎区上罐，拔了1个多月，经过医院检查，息肉已经消失，这位患者十分高兴。这位美容按摩师也高兴地向我们回馈了这个好消息。

四、难闻气味的现象

在《排毒拔罐疗法》一书的病例介绍中，有一个病例是患有胃病、胆囊炎和妇科病的患者。在丹东市的浪头镇，有一位50多岁的女同志，自述患有胃病、胆囊炎和妇科等疾病。她听说排毒拔罐疗法能治病，于是买了罐回家自己拔，在后背的上下左右共上了4罐，拔了13个月的时候，罐口部位还是出疱、脓水和黏稠物等，后来在肝区和尾根区各出现了1个鸡蛋大的烂坑，都能见到骨头，发出难闻的气味，让人看了很恶心，她也不知如何是好，以至于自行车也不能骑，乘车需要别人扶。后来她就向《排毒拔罐疗法》一书中介绍的两位老人请教。

两位老人看了她的情况告诉她说，这是因为她身上的病气较重，留罐的时间和力度都不够，以至于拔出的病气没有及时排出去，滞留在皮肤中，导致皮肤溃烂成坑。她自述患有子宫糜烂、尿道炎、痔疮等疾病，胃和结肠、心脏、肾脏都有病。老人针对她的情况告诉她，除了上面所说的4罐以外，还要吸拔气海区、脐中区及肚脐两侧的结肠区。两位老人指导她拔了4个多月，拔的过程中出了大量的脓，每天1次，每次1小时。她也很有毅力，坚持吸拔。她经历过气喘、气短、腿疼、胃痛等过程，后来，溃烂的地方愈合了，长平了，所有的罐口部位皮肤都恢复正常了。她前后拔了2年多时间。

下面我们介绍的是与上面浪头镇那位女同志相似的情况，可是结果却不同的一件事情。

2008年夏天，我的一位远房亲戚因整理家谱来到丹东，当时我送他一本《排毒拔罐疗法》。回到山东老家以后，他的一个姓甄的朋友驾车到他家玩，令我的亲戚很惊奇，因为以前这位朋友患过脑血栓，行动不便。询问中这位朋友说，因为买过一本叫《根治型拔罐疗法》的书，他按照书上的拔罐方法给自己拔，脑血栓已经治愈了，所以现在能够自己驾车。听到这里，我家亲戚拿出了《排毒拔罐疗法》一书给他看，这位朋友说是同一个作者，这本《根治型拔罐疗法》一书也就是我们最早出版的书。

我的这位远方亲戚在丹东市有个表弟，患脑血栓三四年了，看到这位甄姓朋友拔罐后恢复了健康，自然就想到了他的表弟，随后打电话问我拔罐能否治愈脑血栓，我告诉他是可能的，并且进一步介绍了这种拔罐疗法的特点，于是他打电话让他表弟到我们这儿来，请我们指导他如何拔罐治疗。

2008年10月初，他的表弟在爱人的搀扶下来到我们这儿。他的表弟有脑血栓，走路摇摆不稳，后来告诉我们他还患有前列腺疾病。我们向他们介绍了根治型拔罐疗法的特点和3个要了解的问题，主要是克服疼痛和排病反应。我们特别告诉他们：在拔排毒罐的过程中很可能出现排病反应，而且这些排病反应可能是之前预想不到的，但只要坚持拔，就会逐渐好转，他们表示理解。于是，我们介绍了拔根治型罐的使用方法和建议吸拔的部位，他开始了拔罐治疗。

如我们预想的那样，大椎区、肝区、脾区、两个肾区和尾根区，6个大号罐都是满罐的疱，密密麻麻。每隔十多天，他们就来到我们这儿，将罐口部位的情况给我们看，后来因为他还有前列腺问题，我们又让他在前面肚脐及肚脐两侧各上了1罐，同样拔得满罐的疱。

拔到一个多月时，他表弟突然不能行走了，问我们是怎么回事，该如何处理。我们告诉他：这是排病反应的一个表现，只要坚持拔就会好转和恢复。大约1周后，他告诉我们他又能行走了。

2008年12月20日，他们又来到我们这儿，我们发现他尾根区罐口部位发出臭味，左小腿有些肿。我们告诉他：腿肿可能是肾脏疾病的反映；尾根区罐口部位发出难闻的气味，是由于病气太多，被排毒罐聚集到了皮肤上，未能及时排出造成的，只要继续拔罐，就能逐渐好转。我拿出本节开始介绍的浪头镇那位女同志的事例给他们看，同时让他到医院检查一下。

2009年元月2日，我们接到了他爱人的电话，告诉我们他连续几天高烧不退，尾根部的罐口部位溃烂，在市立医院住院治疗，要我去一下。

我赶到了市立医院，看到他躺在病床上，尾根部被医生处理过，形成了一个比巴掌还要大的坑，令人震惊。他仍旧高热不退，医生诊断是褥疮感染。他爱人告诉我：由于几次到医院都没有向医生介绍尾根区拔罐的情况，所以几次检查都没有检查出问题来，这次到市立医院，告诉了医生尾根区的问题，医生处理了溃烂的部位。据医生的经验，这么大的坑，1年也难恢复。

半年后，他逐渐退了热，尾根部溃烂部位也愈合了。患者花了不少钱，经济上受到了很大损失，精神上也很痛苦。

我们将这些事情如实地介绍给读者，就是要认真地分析事情发生的原因，作为经验教训，避免同样的事情再次发生。

首先，在拔根治型罐的过程中，患者所患的疾病较多，被排出的病气也就比较多，如果这时拔罐的力度小，病气就可能被大量聚集到皮肤上，但从皮肤上排出速度却比较慢。绝大多数情况下，人们自身的免疫力是比较强的，这些病气能够被人体自身的免疫力逐步吞噬。但是，也有一些患者自身的免疫力比较弱，不能够及时吞噬这些病气，于是就会出现本节开始提到的那位女同志的肝区和尾根区溃烂成坑的情况以及我的亲戚那位表弟尾根部溃烂的情况。在这种情况下，一定要坚持拔根治型罐，而且应当增加力度和次数。因为这个时候停止拔罐，体内的病气还会继续外排，人体的免疫力较弱，不能进一步吞噬它们，这样会使溃烂面积加大。

其次，由于塑料拔罐器可以人为调节上罐时拉动排气筒的次数，当感到疼痛的时候，可以停止上罐，常常造成罐具内的负压较小，满足不了排病的需要，所以，如果使用塑料真空罐，有可能出现力度较小的弊端。而客观上使用火罐可以保持较大的负压，排除疾病的能力也就比较强。这也是两位老人用广口罐头瓶为浪头镇那位女同志拔了4个多月，使溃烂处愈合的原因（那位女同志以前使用塑料真空罐）。不是说塑料真空罐不可以用，因为这不是塑料真空拔罐自身的缺点，而是人为因素。了解了这个特点，主动加大力度，继续拔根治型罐也是可以避免并治愈溃烂的。

第三，如果对根治型拔罐疗法有怀疑，在罐口部位开始出现异味的时候选择停止拔罐，就应该及时到医院治疗，不要耽搁时间，以免病情加重。

停止拔罐，在医院治疗过程中，单纯用双氧水消毒，等待自我愈合的处理方法并不好，因为那样会增加患者的卧床时间。可以用高效负离子治疗仪对罐口部位不断吹拂或者外敷松花粉、云南白药等加快愈合，取得更好的治疗效果。

五、精神疾病

以前我们并不知道根治型拔罐疗法能否治愈精神疾病，在《排毒拔罐疗法》一书出版后，有一位沈阳的男同志，经常来电话咨询，后来的一次电话中，他告诉我们，他坚持采用根治型拔罐疗法治愈了自己所患的精神疾病。还有一位患抑郁症几十年的患者，他采用的主穴是膻中穴，通过排毒拔罐疗法，到去年秋，拔罐以后完全停药，据他自己说，连拔102天，治愈了所患的抑郁症。

有一位同时患有精神疾病和尿毒症的患者，在坚持拔罐的过程中，证明了排毒拔罐对于她的精神疾病起到了比较好的治疗作用，拔罐以前总是要有人看管，经过一段排毒拔罐的过程，已经完全能够自理，不用专人照看了。只是由于继续服用药物，对于尿毒症的拔罐效果还不明确。

六、强直性脊柱炎

在2013年的10月，一位45岁左右的甘肃患者因为拔了一段时间的排毒罐，出现疑问，与我们通过QQ联系。

据他介绍，他是一位比较严重的强直性脊椎炎患者，有30年的病史了，2年前患了脑出血。因为患病，当时他连胳膊都抬不起来，虽然能勉强走动，但是整个身子像被捆住似的。

他拔罐大约11个月，拔罐期间，出现过许多部位严重疼痛的情况，比如胸椎处出现过严重的疼痛，在实在疼得受不了的时候，他就继续上罐，依靠继续重罐来止痛。上罐以后，又出人疱和血水，才缓解了，反复几次，疼痛逐渐消失。当然这个疼痛，是起罐以后体内的疼痛，不是留罐时间内的疼痛。

在他拔罐四五个月的时候，由于体内疼痛，晚上也拔罐，出现排病

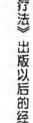

反应的时候，眼睛肿得特别厉害，两小腿也是肿的。五六个月的时候，他几乎全身都特别痒，当太阳穴上痒得厉害的时候，他就用2把排气筒轮流在上面拔罐，连续半个月左右。最多的时候，他在身上上了30多个罐具。前胸、肚子以及后背都分别上过罐，阴陵泉穴、阳陵泉穴等部位也反复多次地拔。他说，"无数次的痛苦，无法用语言表达，书（《排毒拔罐疗法》）上关于拔罐过程出现的情况，在他身上都出现过，排病反应真是之前预料不到的。"

我和他在QQ上交谈的时候称赞他很有毅力，他说：我也不是有毅力，只是为了能活得有质量，为了有尊严地生活。

现在，他已经能够骑自行车，做各种家务了，身体有了很大的好转。这位同志还要我告诉大家：**拔罐期间，一定要少接触寒冷的东西，不要吃凉的食物，不要用凉水**，他认为对强直性脊椎炎患者更是如此。过去我们虽然知道一些强直性脊椎炎患者好转的事情，但是这样明确知道这种疾病的拔罐效果，还是第1次。

还要指出的是，由于身体长期不能活动，可能造成筋骨关节不灵活，因此，这样的患者，加强康复训练，帮助恢复功能，也是非常重要的。

七、转氨酶高

2012年的时候，丹东市有一位女同志转氨酶高的情况持续了很长时间，据她自己说，她知道的能用的方法都用了，当然包括去医院的治疗，但是转氨酶就是降不下来。后来听说了根治型拔罐疗法，坚持拔罐，转氨酶终于正常了。

河南的一位患者2013年11月25日晚上来电话告诉我说：他以前有肝炎，转氨酶高，经过1年多的拔罐，现在转氨酶正常了，他说他的同事都说他的身体和气色都好多了，后背的大部分部位都几乎拔不出东西了。

八、我的拔罐经历

每次拔根治型罐，我都要忍受比较严重的疼痛，尽管现在已经不会再出那么多的疱和脓水。

我接触拔罐是因为曾经被医院检查诊断为"胃窦腔狭窄、胃伸缩功能欠佳、慢性胃炎以及十二指肠溃疡、胃溃疡"。当时遇到一个朋友，谈话中他说到周围有一个患有同样疾病的患者，并且说这是疑难疾病的前期。说者无意，听者有心。我听到了这样的话，心里也多少有点负担，也不知道他说得对不对，总想尽快治好这些胃病。虽多次求医，但未见明显好转，后来在岳父、岳母的劝说下，开始拔根治型罐，治愈了慢性胃炎以及十二指肠溃疡、胃溃疡，并通过做胃镜证实已经治愈，这些在《排毒拔罐疗法》一书中有过介绍。为了避免积累疾病，我每年都要在后背拔半个月到1个月的罐，平时自己在前胸也经常上罐。

因为长期连续地拔罐，我在肚脐、肠区、胃区、华盖区、腹区和前肺尖区上罐，已经都拔不出东西了。可是，生活中的不顺当的事也免不了让我着急、生气、上火，很有可能种下病根。为了前文所述我的父亲的事，有一天我心情很不顺，当时就感到胸前有点闷疼，晚上在疼痛处上了1罐，真是立竿见影：满罐的疱，有一半以上是黑紫的疱。起罐以后，感到心情松快了许多。看着这些满罐子的疱，心想：病也立竿见影！得病也真快！何必呢！还是自己心胸太狭窄了，有什么可值得生气的？落下病还不是对自己不利！幸亏拔罐，如果过去遇到这样的事情，没有拔罐，不就落下病了吗？尽管拔罐，也不能认为自己就不会再患病了。

大约是在2007年，一次我右腿跪在床上拿东西，突然感到膝盖下方一阵疼痛，赶紧下床来，仔细摸膝盖，发现在右膝盖下边的皮肤里有一个小拇指盖大小的疙瘩，因为跪的时候压着它了，所以感到了疼痛，不压的时候不觉得疼。由于那个阶段事情多，也没有将这个疙瘩放在心上。

2008年7月的一天，我再次跪在床上拿东西的时候，又挤压了这个疙瘩，很疼，才重视起这个疙瘩来。我想起了在《排毒拔罐疗法》书中介绍过的那位老医生的经历，他用了3个月的时间将自己身上的疙瘩拔消失了，同时脑子里又想起在中华医药栏目中，看到过一位科学家及时切除癌细胞的事情。现在想起来才知道，为什么那位老医生对疙瘩那么重视，疙瘩消失了又那么高兴！

我将那位科学家的事情从网上下载并简要记录下来，大致是这样的：

在清华大学，有一位董教授，他在52岁、54岁和64岁的时候3次遭遇癌症。

52岁时他感觉衣领部位有点摩擦，一摸，有个差不多2厘米大小的疙瘩。切片检查的结果出来后，当初被认为是良性的肿瘤居然是癌症。不久，医生把董教授右边的腮腺全部切除，手术十分成功。

54岁时的一天，他又突然摸到2个1毫米大小的硬疙瘩。他又经历了一次大手术，一共被拿掉了12对淋巴结。经过化验，12对淋巴结中第1对带有癌细胞。由于发现及时，癌细胞还没有扩散和转移。

64岁那年，体检的时候，医生说他左肺有点问题，有1个3~5毫米的小结节，就是1个黄豆粒大小的结节。

在董教授的坚持下，他实施了开胸手术，医生在董教授肺部黄豆粒大小的肿物里发现了还在发展中的5%的癌细胞。

看了董教授的这段经历，结合自己腿上的疙瘩，我也有自己的判断。以前看过一些报道，说人体每天都产生癌细胞，甚至明确到产生10万~100万个癌细胞。且不管是否真的如此，只根据董教授的经历，也足以说明自己膝盖上的疙瘩有问题了。尽管我没有去医院检查，但是我知道：要想确定这个疙瘩是什么也是一件比较麻烦的事情，从董教授的经历中也可以参考得出结论来。就算确定有癌细胞又能怎样，只会给自己和亲人增加精神上和经济上的负担，特别是经济上的负担！对于我们来说，检查确定以及治疗都会是一个不小的数字。

我决定用拔罐疗法拔掉这个疙瘩。2008年8月8日，我记住了这个日子，我想计算一下，自己能用多长时间将这个疙瘩拔消失。

右腿膝盖右侧稍下一点儿的位置不太容易上罐，我使用异型罐。由于上不住罐，只好不停地拉动排气筒，终于不知拉动了多少下，才上住了罐。开始的时候我留罐1小时，罐里面出了比较多的疱和脓水。我坚持拔了1个月，有一次摸了一下，感觉这个疙瘩没有了，心里挺高兴，可是过几天仔细一摸，又出现了。这个时候，我心里开始犯起了嘀咕，并且不由得敬佩起网上那位老医生，敬佩他的毅力和实践精神。那位老医生在开始吸拔的时候，也没有很快就见效，那时他并不知道根治型拔罐疗法究竟效果如何，但是他还能坚持3个月，终于将身上的疙瘩拔消失了，这能不令我敬佩吗！不用说，我更得继续拔罐。

吸拔这个疙瘩，也存在吸拔后的问题。一是有可能吸拔后疙瘩消失，一切正常；还有一种可能是，在消失的过程中发散，也就是转移到其他地方。开始吸拔腿上疙瘩的时候，虽然有上面的想法，但是我的思想还是比较放松的。思前想后，认为自己还是要像2000年秋治疗胳膊酸麻胀痛的过程那样，继续坚持拔罐，只有这一条路，无论自己是否患上恶疾。如果没有患上，可以通过坚持拔罐治愈身体的不适；如果患上，趁还没有严重，加强拔罐，争取起到较好的治疗作用。本书后文中介绍的那位乳腺癌患者都能"死马当活马医"，都能证明拔罐能杀死癌细胞，我不是更应该这样做吗！

我在这个部位坚持拔下去，每次留罐接近1小时。1个月以后，这个位置已经拔不出东西了，也不容易上住罐，因为这个部位的皮肤已经粗糙，我仍然是不停地拉动排气筒，这期间又出过几个疱。

为了配合拔这个疙瘩，我在前胸、腹部的华盖区、前肺尖区、胃脘区、肠区、脐中区、左右腹区上罐，其中的胃脘区、肠区、脐中区分开上罐，即每个阶段只上其中的1罐，腹部保持3罐。同时也在后背的大椎区、肝脾区、肾区、腰中区、后胃区上罐。我白天上1遍，晚上再上1遍，上完前胸上后背。即便感到好转，还是要再坚持拔一个阶段，看看这样的努力，能获得什么样的结果。

就这样坚持到年底，仿佛将膝盖上的疙瘩拔消失了，当时没有再摸出来疙瘩，跪着的时候也不痛了。

我们自己是常年坚持拔罐，因为不断有新的疾病产生。平时，我自己经常用手叩打两侧肾区部位，如果感到里面有疼痛的感觉，就在疼痛的部位拔罐，经常拔起满罐的疱，坚持拔干净，就会不疼了，过一个阶段，再叩打几下，看看是否还有疼痛感。

2013年9月，我叩打以后，又有疼痛的感觉，就在自己的右肾区拔罐，又出了比较多的疱，随着不断地重罐，这个罐口出现了臭烘烘的味道，起罐以后的罐具也是臭烘烘的气味。即使是刚洗过澡，也还是很臭。由于味道很难闻，我都不愿意出门，担心别人闻到。这使我想起了前面介绍的出现难闻气味的事情。

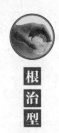
以前拔罐也出现过臭味的情况，但是当时没有深刻的记忆，只是在经历了上面2次的事情才对臭味有很深的印象，自然也有些紧张和担心，但是也只有硬着头皮坚持拔罐。

我增加了拔罐次数，有时每天各个部位都拔2次罐。经过1个多月的时间，这个罐口部位才愈合，愈合以后才闻不到那种气味了。

2014年的春天，由于各种原因，觉得身体不是很舒服，有一天，我看到右手鱼际的部位出现了一块瘀血的现象，晚上就在各个部位加强拔罐，同时两条腿也分别拔腿罐，拔过以后，这块瘀血现象就消失了。由此联想到：心情等方面的任何一次不好的影响，都会在身体上留下痕迹和影响，如果及时通过拔罐的方式排解掉，可以避免积累，如果不拔罐，也没有其他方式避免积累，不就积累成病了吗。同样的道理，通过拔罐，也可以将以前积累的疾病一层一层地去掉。

第十章
答 疑

一、拔根治型罐以前要了解的3个问题

1. 起疱及疼痛

采用根治型拔罐疗法，皮肤表面的罐口部位常常会起疱，患者的病越重，湿越多，起的疱可能越多。在重罐的时候，在上罐的瞬间以及在留罐的过程中，都可能产生疼痛，很可能是强烈的疼痛，甚至是难以忍受的疼痛，用我们自己的话来说，像上刑一样。对不能忍受疼痛的患者来说，是不能采用这种拔罐疗法的。不过，我们可以在自己能承受的范围内，逐渐增加力度，一点一点地拔，总会将病吸拔出去的，别人一天拔好，我们两天、三天拔好不也可以吗！可以在自己能承受的情况下拔排毒罐。"病来如山倒，病去如抽丝"，这种拔罐方法，就是抽丝的方法，一点儿一点儿地祛病。愚公移山，总有一天会将疾病治愈的。

在拔根治型罐的过程中，许多人都在努力解决疼痛的问题，并且要求我们将他们的经验告诉更多的人。

一位哈尔滨市的同志，为了减轻疼痛，上罐前用玫瑰精油抹在罐口部位，然后上罐，这样感觉疼痛减轻了许多。

一位广州市的同志说她在起罐以后将云南白药粉撒在罐口部位上，特别是当委中区等起了大疱的部位。上了云南白药以后，愈合加快，减轻了摩擦带来的疼痛。

也有人介绍说在罐口部位每次拔罐后撒上国珍松花粉，可以有抗感染的作用，愈合以后痕迹也轻，容易消退。

我们认为：疼痛是很难避免的。尽管如此，为了健康，我们还是要坚持排毒拔罐，拔罐既能治疗，也能预防严重疾病的发生。与生命相比，疼痛真算不了什么。

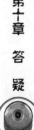

2. 采用根治型拔罐疗法，罐口部位会留下痕迹

这是由于皮肤组织受到了破坏，产生痕迹。也是由于病气和病的成分都聚在皮肤上，而留罐的时间较短，没有将病气都吸拔出去，所以出现痕迹。我们留罐的时间不可能太长，这就需要我们多次重罐，帮助消退痕迹。痕迹都是能够消退的，男同志消退得比较慢，女同志消退得比较快。由于吸拔的程度不同，消退所需的时间也不同，通常需要比较长的时间才能消退。在停止拔罐以后，经常需要一两年，甚至三四年以上的时间，才能彻底退净。对于爱美的人来说，就不要采用这种拔法。所以，我们一般不主张在皮肤经常裸露的部位上罐，而是主要在胸腹和后背上罐。

一般情况下，第1次上罐起疱以后，如果不再重罐，几天以后自己就会长好，不用擦药水，不会在皮肤上留下痕迹。当然，也有只上罐1次，停罐也留有痕迹的情况，这种情况说明体内的病的成分比较多，但是这种情况痕迹消退得也快。

有一些人拔罐以后的痕迹比较深，为紫黑色，说明这些人的血液中病气的成分比较多，这种情况更应该拔排毒罐治疗，才能很快地消除痕迹。总而言之，不用担心痕迹，在治愈疾病以后都会恢复正常的。

为了减轻痕迹，应当在拔罐期间多喝水，加强血液循环，加强新陈代谢，出现痕迹以后，可以在痕迹上采用按摩的方法，帮助消散痕迹。还可以采用外敷膏药和外敷中药的方法，既减轻疼痛，加快治疗速度，又能帮助消除痕迹。

3. 排病反应

排病反应这一点也是最重要的，拔根治型罐很可能要出现排病反应，以前患过的疾病，很可能会再次表现出来。排病反应的现象常常是意想不到的。这一点我们在前面已经作了介绍，也是读者必须要了解的部分。

对于一些简单的头痛脑热的人不必考虑这个问题，对于身体不是很弱的人，不一定会出现严重的排病反应，但是，对于患有长期慢性疾病的人，就要注意这个问题了。因为他们的体质较弱，容易出现排病反应。

每个人的病情是不完全一样的，反应也不会完全一样。在拔罐以

前，要了解这一点，这样，当排病反应出现的时候，才不会惊慌失措。应该继续拔罐，直至反应消失。这个问题说起来容易，真正要认识这个问题是不容易的，需要经过自己的实践才能逐渐认识到，逐渐理解。

无论你是想用这种方法为自己治病，还是想用这种方法为他人治病，都应该首先了解这3点，特别是在为他人拔罐以前，要将这3点告诉患者。这样做，无论对患者，还是对您自己，都是十分有益的，否则，在出现这些问题时，会有人后悔、埋怨，甚至认为是拔排毒罐拔出问题了，尽管你事先介绍了这方面的内容。

在采用根治型拔罐疗法以前，一定要想到：无论是自己还是患者的病情，你都是不可能完全了解的。一些人身上的疾病，并不一定像他自己了解和介绍的那样，只有很少几种疾病，虽然绝大多数人都不会患有太多的疾病。但是，实际情况是，许多人体内的疾病是比较多的。

在修订这本书以前，在《排毒拔罐疗法》一书中提到的小诊所的周医生，曾经遇到这种情况：患者的儿子看到亲人身上罐口部位烂乎乎的景象，半个多月也没好转，就将周医生告到了法院，说是医生给拔坏了，他不明白那是排毒拔罐治疗疾病必须经历的一个过程。当时法院判周医生赔偿患者500元钱，在20世纪60年代，500元钱也不是一个小数目。

在《排毒拔罐疗法》一书出版以后，有一位拔排毒罐以后身体明显恢复健康的患者，将这种拔罐方法介绍给了自己的一位朋友，但是她的朋友在拔起疱以后多次埋怨这位患者，无奈之下，这位患者赔给朋友500元钱才了结此事。

也正是由于缺乏对根治型拔罐疗法的认识，在医疗事故的鉴定中，才会出现一些专家认为"拔罐疗法属于中医的治疗范畴，主要用于风寒湿痹、疼痛等多种疾病；对于皮肤破损、局部有水疱形成以及高热的患者应注意或避免使用"的结论。这些专家由于不完全了解拔罐疗法，不了解拔罐疗法对于皮肤破损、局部有水疱形成以及高热的患者具有的良好治疗作用，才作出了上述明显错误的结论。

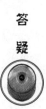

二、拔罐能补"虚"吗

许多人认为拔罐是一种"泻"的方法，不适合身体虚弱的人。我们认为：人体"虚"的概念是气血不足。产生体虚的原因有经脉不通畅和营养不足两方面。拔罐疗法是一种外治的方法，通过气血流通达到补虚的效果，能够治疗由于经脉不通畅造成的虚证，但是拔罐疗法不能治疗营养不足所造成的体"虚"，这就是根治型拔罐疗法的欠缺。

清楚了这个道理，采用这种方法治病，就要求患者注意饮食，注意营养的均衡和供给，不要刻意不吃某种食物，以免造成营养缺乏。如果有足够的营养供应，拔罐的效果会更好，特别是医治疑难疾病的时候。根治型拔罐疗法的效果不太明显的时候，就应当考虑食疗的问题了。

对于一般的长期慢性疾病，不会在短时间内危及生命的疾病，只要正常饮食就可以保证人体所需要的营养，不必考虑"食补"的问题，尽管可能出现浑身无力等虚弱的感觉，这些都是正常的，因为人体会有一个调节的过程，有自动恢复的过程，不必担心。当然，同时考虑"食补"的话，效果会更快、更好。对于那些短时间内危及生命的疾病，则必须要考虑到"食补"的问题。

三、拔根治罐会感染吗？拔罐期间能洗澡吗？女性月经期间能拔罐吗

尽管拔罐会在皮肤上起疱，挑破后还会有伤口，但是拔罐拔出来的疱如果不接触到可能导致感染的污染物是不会感染的，而人们一般是不会接触这样的感染物的。如果接触到了这样的感染物，即使没有伤口，也会感染的。

以目前出现的感染H7N9病毒的事情为例，感染者身体一般是没有伤口的，可是也一样感染了，这个例子说明，是否感染，要看是否有这样的病毒，人体是否有免疫力。一般来说，环境中的普通细菌不能感染拔根治型罐的人，除非人的免疫力极为低下。当然，拔根治型罐的人是不应该接触艾滋病毒的，而且应该是人们都不要去接触艾滋病毒或者H7N9。尽管如此，必要的时候，如果有伤口，还是可以戴手套以后去接触。所

以说，是否感染，要看是什么样的病毒，与是否拔罐没有直接的关系。

拔根治型罐本身就是要增强和调动人体内的免疫力杀死病毒。可以说有成千上万的人拔过排毒罐，也没有听说哪一位出现过感染。我们知道的也只有书中介绍的一例，而且原因还没有完全清楚。就像北京武警三院为胶质瘤患者提供的环境一样。那里每天上百人就像我们说的这样拔根治型罐，还没有听说感染的。

同样的道理，拔罐尽管出疱并不影响洗澡，正常洗浴都是可以的。刚拔出不久的发亮的疱挑破后，第一次接触水的时候会有一下疼痛的感觉，随后就不会疼痛了，所以，最好还是起疱以后过一两个小时再洗浴。

女性月经期间可以拔罐？但是可能会出现月经提前或者滞后，月经量也可能减少或者增多，这都是身体的调整反应，继续拔罐会逐渐恢复正常的。

拔根治型罐本身就是要增强和调动人体内的免疫力去杀死病毒。可以说有成千上万的人拔过排毒罐，也没有听说哪一位出现过感染。我们知道的也只有书中介绍的1例，而且原因还没有完全清楚。就像北京武警第三医院为胶质瘤患者提供的环境一样。那里每天上百人这样拔根治型罐，还没有听说有谁感染的。

四、为什么还要面对起疱和疼痛

有许多种不会引起患者疼痛的治疗方法，我们为什么还要选择去面对起疱？还要忍受强烈的疼痛呢？

当人体组织中没有形成病灶，只不过是一些小分子结构病态物质的时候，可以被免疫系统吞噬和排除，可是当人体某一部分组织存在病灶，而且这部分病态组织的分子结构比较大时，正常情况下不容易被吞噬和排除，长期滞留在体内，出现中医所说的"不通则痛"，形成一些长期慢性疾病的时候，就需要发挥根治型拔罐疗法的作用。这些结构比较大的病态分子穿过皮肤薄膜时，会产生疼痛，甚至是比较强烈的疼痛，经常使人难以承受。但是，由于这种疗法不需要长期的训练，容易掌握，又能够真正治愈疾病，同时治病的费用很少，对于治疗那些尚未被现有医学明确病因，又没有有效手段进行治疗，甚至被认为是不能逆转

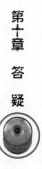

的疾病，就突显出采用根治型拔罐疗法的重要性了。

许多普通老百姓在采用了根治型拔罐疗法以后，面对拔出来的这些东西时说："这么多病水，得吃多少药才能拿出去呀！"这是多么朴素的语言！

在现有许多医疗方法的治疗下，许多慢性疾病是能够好转的，但当停止治疗时，往往容易复发。如果这些医疗方法是外治的方法，还不太能对人体的健康起到副作用，如果这些医疗方法是药物疗法，还可能对人体健康起到各种不良的副作用，甚至导致其他疾病的发生。

在《排毒拔罐疗法》一书中有一段"一位老医生的经历"，这位老医生在来信中说："2年前，曾右侧腰痛1次，非常剧烈，自己应用低频脉冲治疗3次，疼痛消失，但发现两侧骶髂关节部位每侧各有3枚绿豆至黄豆大的淋巴结，压痛轻微，可推动，无粘连……至今已近2年，但淋巴结毫无缩小之意……3个月前，在书店偶然间购得《根治型拔罐疗法》一书，书中170页写道'上罐的吸力要大，时间要长一些'真是妙不可言。本人坚持应用抽气式塑料罐（6厘米）治疗3个月后，现已大病告愈，淋巴结已全部消失。特此写信，……"这个例子，说明了为什么要采用根治型拔罐疗法。许多人以为舒舒服服就能真正治愈一些疑难疾病，实际上那是不可能的。

有一位患者和她的姐姐一起拔排毒罐，她们说："因为身体状况越来越好，所以心情也不错。没有烦心事。拔罐的效果支撑着我们继续坚持，不觉得是负担。我们现在的状况是痛并快乐着（拔罐的过程很痛苦，身体越来越健康，很快乐）。我们计划一气呵成，除非有特殊情况，不得不停下来。"

为了预防和治愈疑难病症，为了能有尊严地生活，尽管疼痛，尽管有痕迹，尽管有排病反应，许多人还是要选择这种拔罐方法，还要选择去面对起疱和疼痛。"痛并快乐着"，就是为什么还要面对起疱和疼痛的最好解释。

五、人体是否有不能拔罐的部位

在《排毒拔罐疗法》一书出版后不久，我接到了沈阳一位陈师傅的电话。这位陈师傅年轻的时候患过产后风，虽然经医院抢救脱离了生命危险，但是，此后的长期疾病使她备受折磨。在后来的几十年中，她硬是靠自己的毅力加之拔罐等方法，治好了自己所患的疾病。她对拔罐方面的书特别注意，一有拔罐方面的书，就购买、收集起来，因此看到了我们的书。陈师傅请我们到她家，让我们以后再写书的时候，将她的经验告诉更多的人："我的身上几乎都拔遍了罐，就连眼睛、脖子都上过罐。"我听到她的这些话后感到很诧异，问她："眼睛怎么上罐?"她说："我用小罐上，力度不很大。不上罐，就觉得眼睛要向外鼓，冒火似的难受，上了罐就感到好受。"她在自己脖子上的许多部位也都上过罐，而以前在我看来，这些部位是不能上罐的。

在《排毒拔罐疗法》一书中提到的座谈会上，一位王师傅对我说："我的身上几乎都拔遍了罐，没发现有什么坏处，我在我的身上都已经试验过了，你可以告诉其他人，尽管放心去拔!"据这位王师傅讲，他前后拔了2年多，拔出的东西足有100多千克。

《排毒拔罐疗法》一书出版后，我们到王师傅的家中看望他，恰好他的一位工友也在场。他的这位工友患过脑出血，听说王师傅拔排毒罐的经过，于是也开始拔排毒罐，并且取得了明显的疗效。在我们的谈话中，这位工友告诉我们他也像王师傅一样，从脚向上一直拔到头，几乎拔遍了各个部位，头上、脸上都上过罐，效果挺好。

沈阳这3位师傅的顽强精神是令人钦佩的，他们的经验也非常宝贵，他们都是"敢于第1个吃梨子的人"，为我们在前面铺桥开路，尽管我们还应当结合自己的实际情况去拔罐。

在我们和读者交流的过程中，很多读者问肚脐能不能拔罐?并且说有人告诉他们肚脐不能拔罐!根据我们的经验告诉他们，肚脐是可以拔罐的，而且肚脐是重要的一罐，需要经常拔。

现在，我们就用以上3位师傅的实践作为对"人体是否有不能拔罐的部位"这个问题的回答。当然，还是要参考注意事项，并且要结合每个人的具体情况来决定。比如在眼睛上拔罐，力度就要适当。

六、为什么有些人拔了一段时间罐后感到浑身无力、虚弱呢

由于拔根治型罐对距离罐口部位较远的部位也能够受到影响，能够将负压所影响到的所有部位的排病都活动起来，为了使免疫力都能进入

排病部位，需要的新鲜血液就可能比较多，但是又不可能在短时间内得到充足的供应，所以可能引起身体的暂时虚弱，这属于排病反应的一种形式。

由于大多数慢性疾病破坏人体免疫系统的能力不是很强，而且疾病成分不会快速增长，所以，通过不断地拔罐，疾病成分会逐步被排除和吞噬。只要坚持拔罐，随着疾病成分逐渐减少，免疫力会不断增强，这些不舒适的感觉包括浑身无力的现象都会逐渐消失，不需要特别的补养。这种现象也说明治病应该先治疗胃肠，遇到这样的情况，应该先加强脾胃区的拔罐治疗。

对于出现浑身无力、虚弱情况的人，在拔罐的时候，同时上罐的数量不要太多，同时上罐数量在4~5个为宜，而且应该注重饮食的营养搭配以及多休息，做到早睡早起。如果较长时间持续浑身无力、虚弱，应该休息一段时间。一般来说，拔1个多月的排毒罐后，可以停罐一段时间，停十天半个月都可以，待体力恢复一下再继续。打算停罐以前，如果罐口部位出东西很多，则应该继续坚持将这个部位的病气排净，结痂脱落后再停罐。如果实在不想再拔，可以通过连续敷膏药的方式，使这个部位自然结痂脱落。

对于感到浑身无力、虚弱的状况，最好还是与中医药物疗法结合进行治疗，也就是"气"和"血"这两种方法的结合使用，才能达到最好的效果。

七、为什么拔罐一年多，还未见明显好转

这种情况主要是因为体内疾病比较多，患者往往自己不知道，认为自己没有多少病。

有一位广州读者，在拔过一个阶段的根治罐以后出现消瘦的状况，自述瘦得不成人形，便停止了拔罐。由于她的地址变动，我们无法联系她。几年以后她又来电话，认为这种拔罐方法还是比较好的，她现在还在定期拔罐，感觉自己的体质好多了。还有一位广西读者，治疗多方面的疾病，拔了一两年的时间，也没有感到好转，觉得没有用，咨询过几次，后来停止了拔罐。又过了一两年来电话告诉我们，说感觉到拔罐还

是起了作用，又重新开始坚持拔罐，效果逐渐表现了出来。

上面说的这2位同志在咨询过程中，我们都告诉她们会有排病反应，由于所患疾病较多，可能会出现不舒服的感觉。较长时间没见到效果，正是因为病比较多的原因，应该坚持拔罐才对。她们通过拔罐以后身体状况的比较，重新认识到了这一点，所以又能坚持拔罐了。

还有一种情况：我们在答疑时总是说，"力度要大一点，留罐时间长一点，这也是经常未见好转的原因之一。"这样的话说多了，会使读者以为是推卸拔罐效果差的责任，可这却是实实在在的原因之一。尽管这样，我们还是只能说：要在自己能承受的情况下拔罐。

八、拔根治型罐会引起血栓吗

对于这个问题，还是要根据人体生理学的原理来分析。拔根治型罐会在皮肤表面留下瘀血等痕迹，这是一个微循环的问题，根据分压差原理，瘀血不会进入动脉，而是会进入微静脉，是由皮肤组织内的毛细血管网和淋巴系统进行清除，即我们所说的吸收过程。在毛细血管网和淋巴系统中，所有物质交换都是分子水平的，而不是整块瘀血直接进入静脉回流入血，所以不会形成血栓，也不会对人体有害。

九、拔罐是否要对应季节

经常有人问："冬天能不能拔罐？"也有人认为：冬天注重收藏，冬天不宜拔罐。

我们认为这些说法是不完全正确的。难道冬天就不治病了吗？为了抓紧时间治病，即便是天气冷，该拔罐也得拔，更何况我们可以将房间变得很暖和，一年四季都是可以拔罐的。

我们也应当注意到，拔罐的过程使人体的毛孔张开，容易受到寒气的侵袭，所以，拔罐期间注意不要受凉，多披件衣服，少接触凉水，特别是刺骨的凉水。有条件的时候，使用一下电暖器。

十、吸拔出来的东西到底是什么

有的医生说吸拔出来的东西是胶质蛋白，是组织液，这些都对。但

是，就像黑岩东五先生在《真空净血疗法》一书中说的那样，被吸拔出来的东西是"分子结构发生了变化的组织液"，是"带病的组织液"。

组织液就是血液，是进入到组织中的血液。组织液和血液的成分基本一样，但是这些成分在组织液中的含量远远少于血液中的含量。我们都知道：每次输血100毫升的时候对人体是没有什么影响的，更何况拔罐拔出的组织液是比较少的，所以对人体的影响可以忽略不计。更何况这些还是带病的组织液，将它们吸拔出来，人体再产生新的组织液，促进血液循环，难道不是一件很好的事情吗？

我们也十分希望有医学科研部门能够进行这方面的研究，但是，迄今为止，还没有能够有这样的研究。尽管如此，我们还是呼吁，希望有医学科研部门能够进行这些研究，我们也会尽力协助。

十一、关于皮肤不易愈合的问题

2005年10月26日，有一位做过护士的女同志来购罐，在听了关于根治型拔罐疗法的介绍以后，讲述了她在27年前的一段经历：27年前，她的大腿上部出现了像火疖子一样连成片的网状水疱，去医院经医生检查，需要截肢。她十分不想截肢，后来经过一位中医大夫用中药治疗，患处4周就愈合了，只有中间仍有一个洞在出脓水，很长时间不愈合。面对这种情况，她就用罐头瓶在患处拔罐，上罐以后只见从脓水出处拔出一块血块，几天后，患处中间的洞就愈合了。想起了这段经历，她认为排毒拔罐疗法是很有道理的。

许多人都认为糖尿病患者皮肤不易愈合，所以不能拔罐。在丹东市，有一位比较严重的糖尿病患者，她看到了邻居拔罐以后脸色明显好转，就询问这位邻居，知道了拔罐的事情，但是担心皮肤不愈合，经我们讲解，也是抱着试试看的想法，开始拔罐。后来我们了解她的情况，知道了她一直坚持拔罐，并没有出现不易愈合的情况，而且身体状况明显好转。

还有一位糖尿病患者，腿都发黑了。他坚持拔罐排毒，到2008年11月10日是第499天，他来电话告诉我们，已经很少拔出东西了，皮肤黑的地方褪掉了，已经出现红润的皮肤，因为这时腿部出现胀痛，心里没底，所以向我们咨询，我们向他介绍了这些情况。后来这位老同志来电话告诉我们，他的各项指标都正常了。

在《排毒拔罐疗法》一书出版以后，陆续有糖尿病患者采用拔罐效果比较好的反馈，没听说有不愈合的情况发生。

我们认为：皮肤出现的疾病，经常是体内排病的现象，只有清除了体内的疾病，皮肤的表现才能恢复正常，只要体内的免疫系统正常，就不会发生不愈合的情况。

十二、罐口部位的皮肤比周围皮肤略高而且硬是怎么回事

因为罐口部位吸拔出的病气聚集在皮肤上，所以出现该部位皮肤高而且硬的情况。这种现象也说明经脉中的某一部分还不是很通畅，如果经脉通畅，吸拔出的疾病成分会沿经脉排出，不会较长时间留在皮肤上，所以应该继续沿该部位经脉的其他部位上罐，帮助疏通经脉。

一般大椎区和华盖区容易出现这种情况，所以应当在任、督二脉上多选几个部位上罐，帮助疏通任、督二脉。

由于重罐，罐口部位的皮肤比周围皮肤略高，同时伴有该部位的皮肤略硬、缺乏弹性、粗糙等现象，这种情况会在停罐后的一段时间内逐渐减轻和消失。

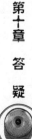

第十一章
常见疾病的上罐部位

对于许多疾病，在距离病灶最近的部位上罐或在病灶上拔罐更好，也就是"阿是穴"的取穴方法。读者不要把选择上罐部位看得太神秘。一般来说：只要能坚持拔根治型罐，上罐力度大一些，留罐时间长一些，次数多一些，就很有可能将疾病治愈。

我们选择上罐部位的原则有两个：一是在病灶上面上罐，在距离病灶近的部位上罐；二是根据中医五行相生相克的原理选择上罐部位，比如说肾部疾病，肾上五行属水，金生水，肺属金，肾病常常是由于肺部疾病导致，吸拔肺部，使肺部健康，才能使肾有生发之源。同理，水生木，肝属木，肝部疾病可以导致耗肾伤肾，所以也应该吸拔肝区。

另一个需要说明的是：人体的脏腑，许多情况下是处于体内，受到皮肤部分环形的包围，这个环形的部位，都是可以用来作为上罐部位的。比如肝脏，肝上尖区、肝下尖区、大包区、前面的胆囊区等都包围着肝脏，治疗肝部疾病可以选择这些，都是可以起到治疗作用的。

以下介绍具体的上罐部位，仅供参考。图中的上罐部位都是可以根据需要改变的，也不是都必须拔到的。在同一个阶段内可以选择其中的一组，当然，由第1组开始最好。在拔罐的过程中，如果某一个罐口部位已经吸拔不出东西，痂已经脱落干净，可以从其他组中选另一个部位上罐。

一、感冒

感冒，这里指的是一种上呼吸道感染性疾病，在春秋气候变化时多有发生。实际上，易患感冒的人，多是自身经络不通畅，身体免疫力差，以致稍受风寒，就感冒上身。

感冒分风热型感冒、风寒型感冒、混合型感冒。感冒的症状一般有两种：①发热、多汗、咽痛、咳嗽；②不发热、无汗、头痛。

对于发热的情况，可取神道区和腰中区上罐；对于不发热的情况，可取大椎区和腰中区上罐。

当感冒的时候，如果检查血常规，可能会被告知有炎症。许多病是病毒引起的，病毒经常存在于血液之中。我们都知道，脾生血，肝藏血。所以，应该吸拔肝区和脾区（包括肝、脾的上尖区和下尖区）。脾是最大的淋巴群，通过吸拔脾区，提高人体的免疫力，通过吸拔肝区，排除病毒及血液中的病态物质。

无论从前胸还是从后背看，脾都是位于人体左半部，同样，肝位于人体的右半部，我们称之为左脾右肝，一左一右。当感冒和发热的时候，同时吸拔左脾右肝，将血液中的病毒等吸拔出来，达到治愈的目的。我们常常不清楚自己属于哪一类型的感冒，也可能是混合型的，所以，我们同时在上、下、左、右各上1罐，对这几类感冒就都可以起到一定的治疗作用。

【上罐部位】①大椎区（或神道区）；②肝区；③脾区；④腰中区（或命门、尾根区）。见图11-1。

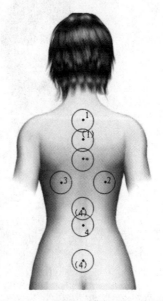

在发热重的情况下，可以每日上罐2~3次，待发热减轻以后，再减为每日1次。吸拔时一定要达到力度，才能有良好的效果。有的情况下伴随其他部位有病，还要参考其他病症的治疗方法选择上罐部位。

对于儿童发热的情况，可以在后心区上罐，20分钟左右即可，多拔几次。

有的发热是由于其他病症引起的。在未找到病因之前一定要坚持拔罐，控制和减轻病情。

图11-1　感冒上罐部位示意图

二、咳嗽

咳嗽有外感咳嗽和内伤咳嗽2种。外感咳嗽是由于感冒引起的咳

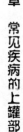

嗽，内伤咳嗽多由于患慢性气管炎、支气管炎或肺结核等疾病所致。

外感咳嗽往往开始时比较强烈，可以在上罐的同时，准备1杯温开水，在有咳嗽的感觉前，用少量的水压住咳嗽。

内伤咳嗽多是病程较长，应当采用根治型拔罐疗法治疗。内伤咳嗽，除了肺部和气管的疾病以外，胃肠和肾的疾病也应当治疗。肺主肃降，清气上升，浊气下降，若胃肠有病，则下降不顺，才导致气逆而咳，所以要治疗胃肠和肾区，所需拔罐时间长短要根据病情决定。

【上罐部位】外感咳嗽：①神道区；②肝区；③华盖区；④胃脘区（或肠区）；⑤脾区；⑥腰中区为第1组。内伤咳嗽在外感咳嗽第1组的基础上，继续拔下面的部位：⑦大椎区；⑧肝下尖区；⑨脾下尖区；⑩前肺尖区；⑪脐中区为第2组。⑫尾根区；⑬命门区；⑭左右肾区；⑮后肺尖区为第3组。见图11-2。

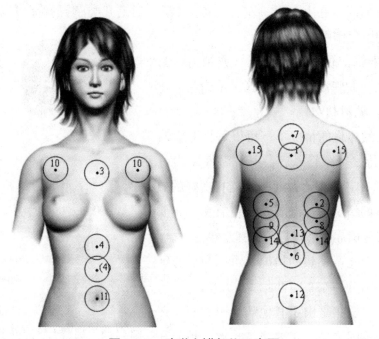

图11-2　咳嗽上罐部位示意图

三、哮喘

在出版《根治型拔罐疗法》一书以前，吴彪老先生为一位哮喘病患者采用根治型拔罐疗法治疗。这位哮喘病患者现在有50多岁，自幼就患有此病，常年与药物为伴，忍受哮喘的折磨。当听说吴彪老先生用拔罐治愈了一些疑难病的事情，就请他帮他拔罐治疗。吴彪老先生为他拔了2个月，他感到明显好转，于是，他回家自己继续拔罐。过了几个月的时间，他感到哮喘又严重起来，于是又来到我们这儿咨询。我们向他介绍了排病反应的道理，告诉他以前的好转是因为比较表面部分的疾病被吸拔了出去，但是，身体内还会有没有活动起来的疾病成分，这部分更深层的疾病现在又向外表现了出来，所以会感到哮喘又严重起来，还应该继续拔罐。许多慢性疾病的拔罐治疗过程都可能出现这样的过程，都是波浪式地向好转方向发展，不会是一条直线式的好转过程。他回去又坚持拔了一段时间的罐，果然哮喘病又再次好转，此后他继续坚持拔罐，很长时间没有复发，身体一直比较好。

在《排毒拔罐疗法》一书出版以后，也有一位60多岁的男读者，他听说了吴彪老先生拔排毒罐的事情，特地到那儿考察了很长一段时间，观看其他人拔排毒罐的过程。在进行了认真的调查了解以后，认为确实有效果，于是，他自己和他的老伴也开始拔排毒罐。

这位同志的老伴患有严重的哮喘病，据他介绍，哮喘严重的时候，就要靠吸氧来缓解病情。2006年3月开始拔罐治疗哮喘，拔了2个多月明显好转，并且来我处介绍所取得的好效果。停了2个多月。在国庆节前又哮喘发作，他感到不理解，来我们这儿询问原因，我告诉他这是天气开始转冷，而且还会有排病反应的过程，还应该继续拔。

从我们这儿回去以后，这位同志带老伴儿到沈阳市治疗，结果是无功而返。后来仔细回想了一下我们当时的介绍，又开始了拔排毒罐的过程。2007年元旦过后，这位同志来到我们这儿，将去沈阳市的经过讲给我们听。并告诉我们：元旦前的拔罐使他老伴儿的哮喘病再次得到了好转，也对在治疗哮喘的过程中会有反复，应该坚持拔排毒罐才能真正痊愈的道理有了进一步的认识。

他在2007年春节后又为爱人拔罐，天气冷，他就用被遮盖一下，主要在两侧的后肺上尖区、两肾区上罐，又出了许多的脓水，3月10日的时候，他来我们这儿，告诉我们好消息：他的爱人现在不用依靠吸氧，哮喘的症状有了很大的好转。我们说：排病反应的经历经常会碰到的，不容易被人理解，这也是许多人不能坚持下去的一个重要原因，一旦能坚持经历这个阶段，就会对排毒拔罐疗法有比较深的了解，取得比较好的效果。他告诉我们：左后肺尖区对心脏的治疗也有较大的作用，右后肺尖区对肺部的治疗有较大的作用，加上两肾区，对治疗哮喘有很大的作用。

2008年春节过后，这位师傅再次来到我们这里，向我们介绍说，他的老伴在春节期间不但没有停止拔罐，反而是1天上罐2次，每次9罐，这一次拔罐的特点是出的脓水比前几次还多，现在，他的老伴儿再不用吸氧了。

这位同志的老伴从2006年3月开始拔罐，经历了2007年和2008年，中间停止了一段时间，一共拔罐约1年的时间。她的拔罐经历也说明长期的慢性病不是一朝一夕就能见效的，就好像"病去如抽丝"，一点儿一点儿地将病向外拿。

【上罐部位】①神道区；②肝区；③脾区；④命门区；⑤华盖区；⑥胃脘区为第1组。⑦大椎区；⑧左右肾区；⑨前肺尖区；⑩肠区为第2组。⑪后肺尖区；⑫肝上尖区；⑬脾上尖区；⑭尾根区；⑮脐中区为第3组。见图11-3。

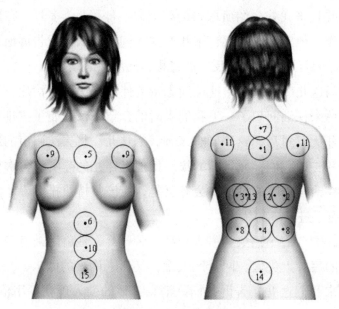

图11-3 哮喘上罐部位示意图

四、肺部疾病

在五脏六腑的疾病中，肺部的疾病是比较容易治疗的，因为肺主表，主皮毛。在生活中，患了感冒以后，经常有人冲碗姜糖水，发发汗就好了。这就是因为肺部主皮毛，发汗驱除风寒，就能治愈感冒。根据这个道理，应该重视肺主皮毛的功能，加强对肺部区域的吸拔。

在拔根治型罐的过程中，身体内部的疾病，不断地通过各部分组织表现到皮肤表面。皮肤表面一拨一拨地出疱、出脓水，通过皮肤向外排病，不是只出一次疱就可以的。在治疗疾病的时候，如果肺部有问题，就应当在肺部的区域上罐，使身体有比较好的向外排病的能力。特别是风湿较重的患者，应该先疏通肺部的经络，将风寒通过肺部的经络，通过体表排出体外。

肺部疾病包括肺炎、肺结核、肺气肿等肺部疾病，都是可以通过拔罐治愈的，从而减少和避免抗生素的副作用。

古书上已经记载过用拔罐的方法治愈"肺痨"（即肺结核）；黑岩东五先生的《真空净血疗法》一书也记载了他在无药可医的情况下，采用拔罐疗法治愈自身所患肺结核的经过；我们也有过肺结核患者采用根治型拔罐疗法配合医院的药物，很快治愈肺结核，节约了许多医疗费用的经历。所以，临床采用根治型拔罐疗法治疗肺结核以避免和减少抗药性，其效果是不必怀疑的，用根治型拔罐疗法治疗和配合治疗肺部的疾病，效果是比较快也比较好的。

治疗肺部疾病时，着重选取与肺部病灶距离最近的皮肤表面的罐口部位。一般来说，我们经常选取前肺尖区、神道区、后肺尖区、华盖区、肺区等部位上罐。肺在中医属金，属手太阴肺经，土生金，所以还要吸拔胃肠的部位，帮助肺部恢复健康。如果风寒和风湿较重，可以在绕腰的一圈，避开裤腰带的位置选择上罐部位，从下面排出风寒。金生水，在肾的部位上罐，增强肾的健康，减少肺的负担，也是帮助肺恢复健康需要上罐的部位。

沈阳有一位80岁左右的老教师，患有肺间质性纤维化疾病，喘得很严重，严重到腰都直不起来，他的学生采用根治型拔罐的方法，为他吸

109

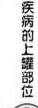

第十一章 常见疾病的上罐部位

拔了十几次以后，腰板也能够挺起来了，病情有了明显的好转。

【上罐部位】 ①神道区；②肝区；③脾区；④前肺尖区；⑤命门区；⑥后肺尖区为第1组。⑦大椎区；⑧左右肾区；⑨华盖区；⑩脾上尖区；⑪肝上尖区为第2组。见图11-4。

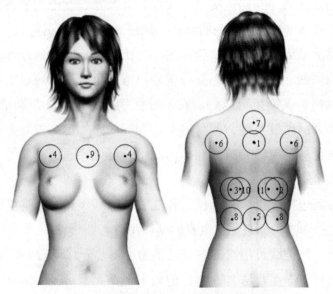

图11-4　肺部疾病上罐部位示意图

五、胃肠疾病

胃肠疾病包括胃炎、胃溃疡、十二指肠溃疡、肠炎等消化道疾病。除了胃区以外，肠区、大肠区、小肠区都应该拔到。由于胃肠的体表面积比较大，对于2个罐口部位交叉的地方，没有拔到的部位，也都要拔到，要拔彻底，胃肠疾病是能够通过根治型拔罐治愈的。

【上罐部位】①左胃区；②后胃区；③脾区；④肝区；⑤脐中区为第1组。⑥胃脘区；⑦左右结肠区；⑧后肠区为第2组。⑨大椎区；⑩肝下尖区；⑪脾下尖区；⑫尾根区；⑬左右肠区为第3组。⑭肠区；⑮前心区为第4组。见图11-5。

六、痢疾

包括各种情况引起的腹泻。一般分为急性和慢性。即便是急性，也

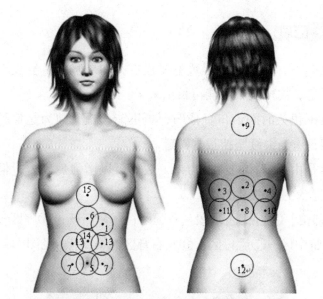

图11-5　胃肠疾病上罐部位示意图

可以先上罐，每日2次以上，帮助控制病情。

　　【上罐部位】①胃脘区；②左右肠区；③左胃区；④脐中区；⑤后胃区；⑥尾根区。尽量将胃肠区都拔到，留罐时间要长，力度要大。见图11-6。

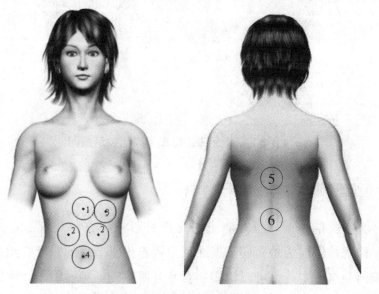

图11-6　痢疾上罐部位示意图

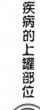

七、牙痛、口臭

一般情况下，牙松动了尽量不要拔掉，如果坚持重复拔罐，是可以长好的，可是，拔掉就不可能再长出来了。

如果拔了很久时间，口臭依旧，更不能停罐，因为是胃肠和肝胆的疾病比较多，应当继续坚持拔排毒罐。

牙出血是由于身体的免疫力差，拔罐可以增强免疫力，但是，还是需要食疗配合效果才能更好。

【上罐部位】①胃脘区；②左右肠区；③命门区；④脾区；⑤肝区为第1组。⑥脐中区；⑦后胃区；⑧左右肾区为第2组。见图11-7。

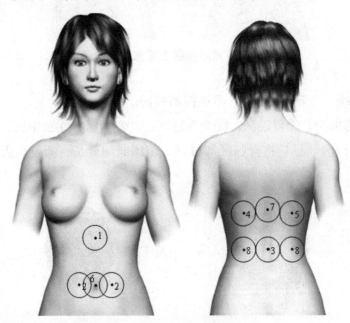

图11-7　牙痛、口臭上罐部位示意图

八、胆囊炎

胆囊炎的主要特征是右上腹疼痛并影响到右肩及背部，并伴有呕吐，经常被误以为是胃病。据北京卫视养生堂节目的专家介绍，坚持服用鸡内金这味中药，可以消胆结石及五脏六腑的肿瘤因子，所以，为了减少拔罐的疼痛，还是应该服用鸡内金，将鸡内金碾成粉冲服，每日3

次，空腹每次3克左右。

【上罐部位】①大椎区；②胆区；③胆囊区；④左右肠区；⑤脾上尖区为第1组。⑥后胃区；⑦胃脘区；⑧期门区；⑨右腹区；⑩命门区；⑪肝上尖区；⑫肾俞区为第2组。见图11-8。

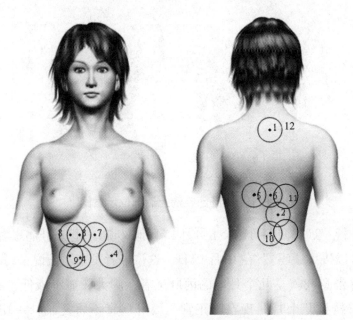

图11-8　胆囊炎上罐部位示意图

九、肝部疾病

包括急慢性肝炎、甲乙丙肝、脂肪肝、肝硬化等疾病。

对于乙肝，根治型拔罐可以使患者变为携带者，可以减少加号，但是目前我们还没有能够消除加号。对于肝硬化、腹水的患者，必须使排出病毒的速度大于病毒生长的速度，才能够战胜疾病。

【上罐部位】①大椎区；②肝区；③脾区；④左右肾区；⑤尾根区为第1组。⑥神道区；⑦肝上尖区；⑧脾下尖区；⑨命门区；⑩脐中区；⑪章门区为第2组。⑫胆区；⑬前肺尖区；⑭后胃区；⑮胃脘区；⑯期门区为第3组。见图11-9。

在与我们联系的患者中，有一位肝病患者，他在2009年4月22日的短信中说："第1组已拔完很好，第2组是第2次拔的时候鼻子流血，是

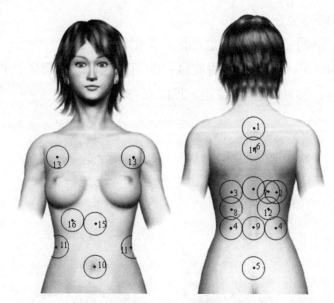

图 11-9　肝部疾病上罐部位示意图

否可再进行？"（我回答可以）在 4 月 15 日他又说："我是肝病患者，血小板低，可以拔火罐吗？"在 10 月 12 日，这位患者发来短信说："我告诉老师一个好消息我就是几个月前的丙肝患者，脾大，血小板低，肝硬化，腹水，坚持拔几个月，现在脾正常，丙肝病毒不再复制，一切恢复正常。"后来我们询问他如何知道丙肝病毒不再复制？他回答说是医院医生告诉他的。

十、面神经炎与水肿

我们通过下面的一个例子同时介绍面神经炎与水肿的拔罐治疗。

在 2006 年 9 月的一天晚上，一位 77 岁的老人吃了 1 碗凉饭，第 2 天起床以后，感到嘴不得劲，一问别人，才知道出现了嘴歪的现象，嘴严重向右歪，连累左眼的上眼皮下垂，眼也睁不开。考虑到老人年纪较大，为了不耽误治病，儿女们送她到医院检查治疗。经 CT 检查，并没有发现异常，排除了脑血栓的可能，初步确定为面神经炎。儿女们为她请医寻药，大约经过了 2 个月，始终未见好转，无奈之下，不得不采用拔根治型罐的方法为她治疗。

我们在她的肝区、脾区、大椎区、腰中区、肺上尖区上罐，还在她的左脸颊车穴的位置拔根治型罐，并且重点在这儿以及附近的位置上罐，每次都拔出许多的脓水和黏稠物，同样也是经常留罐1小时左右。在拔到2个月的时候，病情仍旧没有好转的现象，但是她没有放弃，仍然持之以恒，又继续拔了三四个月，在这期间，嘴歪的现象逐渐减轻，在2007年的五一节前，嘴歪的现象完全消失了，前后经历了约半年的时间。

从这位老人治疗嘴歪的拔罐过程，我们进一步认识到：只要树立信心，坚持拔根治型罐，这些疑难病症迟早会治愈的，尽管这是一个笨办法，而且是一个很痛苦的办法。

患有肾病的人常常出现身体肿的症状。有许多消肿的方法，但是，当疾病比较重的时候，一些消肿的方法可能起不到消肿的效果，这个时候，坚持采用根治型拔罐的方法能够起到消肿的作用。

2007年底，这位老人的身体出现了肿的现象，逐渐严重，同时伴有严重的排尿、排便困难等症状。11月至12月期间，老人的脸、手、脚和身上明显肿得严重，浑身无力，饭量极少，几乎排不出尿，也很少排便，整天躺在床上。虽然天天拔罐，还是越来越重，她认为自己要不行了，也不愿意再继续忍受拔排毒罐的强烈疼痛。儿女们看到她这样，就送她到医院进行检查和治疗。

医院的各项检查没有确定是什么病，医生只说是老年病。由于病情仍旧严重，儿女们又请老中医为她治疗，号脉开中药。老中医告诉说，如果不见好，就应当住院治疗。于是，12月17日，她住进医院，输液治疗。2008年的1月2日出院，这一次住了半个月的医院，经过输液治疗，大部分的肿都消了，尿和便也都基本正常，只有脚背还有肿的现象，医生仍旧没有说出是什么病。

出院仅3天，肿的情况又严重起来，还是排不出尿，于是又住进了医院，又开始了输液，这次住了18天院，基本消肿以后出院。出院以后，过了半个多月，又开始了肿的现象。有了这2次的经历，这位老人又同意了拔罐治疗，又一次开始了拔罐的过程。

老人在后背的肝区、脾区、肾区，前胸的肚脐及附近的结肠区每天重罐。每天上罐和留罐的疼痛使她难以忍受，她是十二分的不愿意拔罐，又没有办法，只好咬牙坚持。由于排尿困难，在拔罐的同时，也服

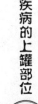

用利尿的药片。

有一天，在身上没有罐具的时候，老人感觉肚脐这个部位有呼呼要肿起来的感觉，当她告知有这种感觉的时候，我们认为这是病要向外排的感觉，出现这种感觉的时候就应该上罐了，于是鼓励她继续拔罐。

当拔罐极其疼痛的时候她想："说什么也不拔了！"不痛的时候又想："还是拔吧。"就这样，在坚持和不坚持的犹豫中，继续拔了下去。在2008年3月的时候，她感到肿在一点儿一点儿地消退，感到皮肤有皱了，身体逐渐感到舒适一些，心情也开始好转。在5月中旬，身体的肿全部消退了，她的身体逐渐得到了恢复，又开始了正常的生活。

通过这位老人半年多的拔罐经历，使我们对年老体弱的人采用根治型拔罐疗法的治疗过程有了以下的认识：

对年老体弱的长期慢性病患者，如果不采用拔排毒罐的方法治疗，只采用常规的输液方法，是比较难治愈的。同样，在患者不能进食的情况下，长期拔罐治疗，患者的体力得不到恢复，也是不可能治愈的。当拔根治型罐与输液补充体力的治疗手段结合起来，则可能产生比较好的效果。人们必须要注意从食物中获得营养，提高身体的素质，才能在疾病的治疗中有足够的体力。拔罐只能对气血不调的人，通过使其气血通畅达到补的作用，但是，不能提供营养，所以，患者一定要注意饮食的营养补充。

对于严重排尿困难的危重患者，全身肿胀得像要爆发一样的患者，采用根治型拔罐疗法，拔出许多的脓水，可以减轻肿胀的感觉，延长生命，为其他疗法的实施争取时间，如果能够有毅力坚持拔排毒罐，也是很有可能治愈的。

【上罐部位】面神经炎：①华盖区；②肺上尖区；③脾区；④肝区；⑤大椎区；⑥腰中区为第1组。

水肿：在上一组的基础上增加⑦脐中区；⑧章门区；⑨左右肠区；⑩后胃区为第2组。⑪胃脘区；⑫左右结肠区；⑬左右肾区为第3组。见图11-10。

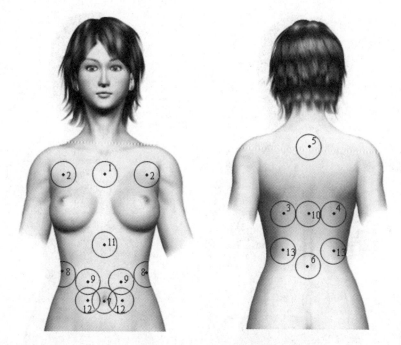

图11-10　面神经炎与水肿上罐部位示意图

十一、糖尿病

自从《根治型拔罐疗法》一书出版以来，有一些勇敢的糖尿病患者，勇于在自己身上实践，取得了比较好的效果。许多糖尿病患者认为：糖尿病患者的皮肤破损不易愈合，所以不适合拔罐。我们认为：拔根治型罐本身就具有帮助皮肤愈合的功能，所以，重复上罐也适合于糖尿病患者。

有一位70岁左右的糖尿病患者，同时患有高血压、脑梗死、严重的糖尿病足等疾病，坚持拔罐3~4年，同时自己采用中药调理，前不久来电话告诉我们，糖尿病的各项指标都已经正常，血压也已经正常。他告诉我们，治疗高血压，一定要吸拔脐中区，这是他的经验。

【上罐部位】①大椎区；②肝区；③脾区；④后胃区；⑤左右肾区为第1组。⑥华盖区；⑦胃脘区；⑧脐中区；⑨神道区；⑩肝下尖区；⑪脾下尖区为第2组。⑫胰区；⑬左胃区；⑭大包区；⑮尾根区为第3组。⑯后心区；⑰命门区；⑱左右肠区为第4组。见图11-11。

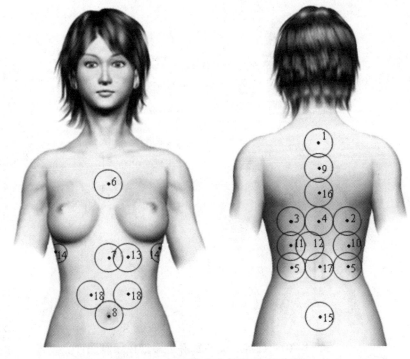

图11-11　糖尿病上罐部位示意图

十二、高血压、心脏病、卒中

　　高血压是一种常见病，常与心脑血管病并发，卒中也是心脑血管疾病的一种，包括心绞痛、脑血栓、半身不遂，它们之间的关系比较紧密。引起高血压的因素较多，主要也是与血液有关。很多人血压高的时候是高压高，低压并不高，这种情况采用拔罐疗法是合适的。在治疗高血压的时候，我们发现，每天早晚各拔1次甚至增加次数，可以比较稳定地降血压，当然还要治愈引起血压升高的原因。

　　拔罐降血压的简单道理是：罐口部位形成负压，其他部位的血液流向罐口部位，减轻了其余部位的压力，所以能够降血压。更深一些的道理是因为拔罐使血液净化了，血液流动顺畅了，血压就会降下来。卒中和心脑血管疾病的拔罐治疗，也是这个道理。

　　对大多数心脑血管疾病患者来说，不是心脏零件有毛病了，而是这些人的血液当中存在许多致病的物质或成分，许多是血液黏稠度高或者是由风湿引起血液中气化现象较重，以至于发生供血不足、梗死、栓塞。如果单纯扩张血管，只可解一时之急。许多人都明白，卒中发生一两次可以抢救，第3次就很难抢救了。所以，清除血液中的疾病成分，采用根治拔罐疗法，净化血液同样重要。

大椎区是治疗高血压的常用部位。具体的方法是：同时吸拔肝区、脾区、肺区、肾区。肺区可以用神道区代替。五脏六腑中与心脏有关的部分都吸拔得差不多了，心脏的病也就差不多好了，最后吸拔心区，这就是治疗心脏病和心脑血管疾病的基本方法。你不把血液中致病的成分吸拔出去，怎么能彻底治愈心脑血管疾病。所以要吸拔肝区、脾区，心肾相交，也要吸拔肾区。

对于已经发生脑血栓的患者，除了上述部位以外，还要针对具体情况，吸拔相应部位。比如，上肢有病，吸拔相应肩部的前、后肺尖区；腿不好，吸拔相应的腰区、侧腰区、膝眼。同时，还要了解人的经脉走向。人的经脉，前胸为阴，后背为阳。你可以这样记忆：举起双手，阴经从下向上走，阳经从上向下走。因为脑部已经发生了栓塞，如何想法解决？我们可以在大椎区及其两侧尽量靠近脑部的部位上罐，让病灶随经脉下行，被吸拔出去。在前胸腹，吸拔华盖区、肚脐及其四周的部位，不让疾病上行，减少病气和浊气上行，如果风湿较重，还要先在前肺尖区上罐。用这样的思想，确定上罐部位。当然，采取上病下治的方式也是很正确的。

【上罐部位】①大椎区（这是降低血压的必拔部位）；②脾区；③肝区；④左右肾区为第1组。⑤左右肺区；⑥脾上尖区；⑦肝上尖区；⑧命门区为第2组。⑨神道区；⑩脾下尖区；⑪肝下尖区；⑫脐中区；⑬华盖区为第3组。⑭侧颈区；⑮后心区；⑯腰中区；⑰前心区为第4组。见图11-12。

如果下肢有问题则加拔⑳侧腰区以及左右膝眼，上肢有问题加拔㉑前肺尖区和⑲后肺尖区。

对于心脏病的治疗，应该在肺区、胃区、肝区、脾区都吸拔了一段时间以后，再吸拔前心区、后心区。以上4组，不一定都要拔到。无论拔哪一组，都要拔彻底，就会见到效果。在心脏病的治疗过程中，可能会出现病灶反应，持续的时间也可能比较长，1~2个月，特别是在其他部

119

第十一章 常见疾病的上罐部位

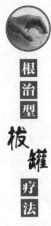
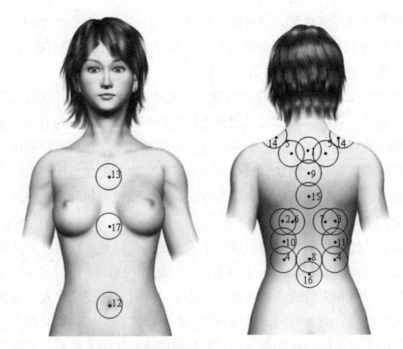

图11-12　高血压、心脏病、卒中上罐部位示意图

位没有拔彻底的情况下。出现病灶反应不要担心，一定要继续坚持拔罐，病灶反应会自然消失。对于出现胸闷、气短的病灶反应现象和突发心绞痛，在后心区或者偏左一点的部位上罐10~15分钟，可以缓解病情，或者每天坚持留罐40分钟以上，能够使病灶反应消失。

　　曾有过在侧颈区上罐使患者恢复语言能力的情况，也有过吸拔侧颈区使行动不便的症状减轻，同时配合其他罐口部位治愈脑血栓的病例。

　　黑龙江有一个心脏病患者，心脏做过搭桥手术，他在拔排毒罐的过程中，也出现过短暂的病灶反应现象，这说明，他还是没有真正治愈心脏病。人们治水有两种方法，一种是筑堤，一种是疏通。搭桥手术的方法，类似于筑堤，堤是必须要筑的，但是，不疏通是不能从根本上解决问题的，应当告诉患者治疗心脏病的2种途径，不应当只告诉他们1种方法。搭桥解决暂时的问题，净血排毒才是彻底解决问题的方法。

　　我们在2000年的11月初，搬迁到了丹东市的于家小区。刚搬到于家小区的时候，同楼的一位邻居来到我们这儿，在交谈中，我们得知他71岁，懂医道，会好几种治病的方法，不久前第2次患卒中，自己将卒中时的嘴歪恢复正常，一点儿也看不出患过卒中的样子，而且脸色很好，红光满面的。我们和他说：虽然通过各种方法恢复了正常，但是，病灶并没有消失，仍旧在体内，还是应当及时拔排毒罐，将病灶吸拔出来。他听了以后也表示赞成，并且说，现在天气冷了，待来年开春再来和我们讨论拔罐的事情。转过新年，春节前的一天，这位邻居再次突发卒中。如果他能够及时拔排毒罐，也许就可以避免这种情况的发生。

2005年的时候，有一位高血压患者，听说了拔罐的事情，来到了我们这儿，向我们介绍说：她的至亲家人当中，有几位是遗传性的高血压，她也是每天靠降压片来维持。在听了我们的讲解以后，回家采用拔罐疗法坚持吸拔。过了半个月，来到我们这儿，告诉我们不用降压片了，血压的情况也正常，她十分高兴。

但是，过了一两个月，她来到我们这儿说，停止了一段时间拔罐，又出现了血压高的情况。我们再次向她介绍排病反应的道理，并且告诉她，不可能在很短的时间就彻底治愈，需要比较长时间的拔根治型罐。前不久，我们还了解了她的情况，她还始终坚持拔根治型罐，血压状况一直比较好。她的经历说明：根治拔罐是能够对高血压起到治疗作用，但不是拔几次就可以彻底治愈的，只有坚持拔罐，才能长期获得不用降压片也能降血压的效果，不能指望拔几次罐就能永久解决血压的问题。

"本来心梗是可以通过根治拔罐治愈的，可偏偏轻视拔罐的作用，又不愿忍受疼痛，以为锻炼就能够恢复健康，所以不再拔罐，导致心梗的突然发生，给亲人留下了无法弥补的痛苦和遗憾。"这是我心里的隐痛。希望真正珍视自己生命的人不要给自己的亲人留下同样的痛苦和遗憾。皮肉之苦与生命相比，孰轻孰重，应该不用别人多说的。

对于三高的心脑血管病患者，正确的方法是：在开始拔罐以前，多食用降低三高的食物，特别是降低血黏度的食物，减少排病反应，避免心梗等意外事件发生。比如北京卫视养生堂专家介绍过：每天应该早晚空腹喝一小勺冷榨亚麻子油或者每天三顿拌菜吃，这是必需的，建议用

根治型

拔罐

疗法

国珍系列亚麻子油。

　　因为许多人所患的心脏病与风湿有关，在选取上罐部位的时候，还是应该先在围绕腰的位置选取上罐部位，先疏通任、督二脉。

十三、头痛

　　头痛的情况比较复杂，也比较常见，特别是在女同志中比较常见。我们的体会是：大多数反复发作的头痛是由于风寒引起的头痛，由于风寒导致气血不调，引起头痛，药物常常能缓解一时。我们的实践认为：拔罐能够真正解决头痛的问题。

　　【上罐部位】①大椎区；②侧颈区；③脾下尖区；④肝下尖区；⑤脐中区；⑥腰中区为第1组。⑦前心区；⑧神道区；⑨脾区；⑩肝区；⑪命门区为第2组。⑫华盖区；⑬后心区；⑭尾根区；⑮左右结肠区为第3组。见图11-13。

122

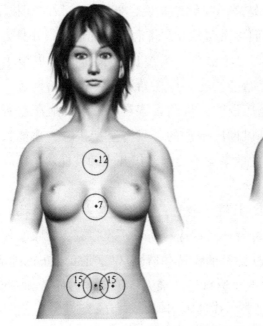
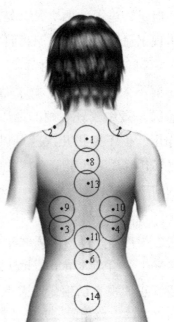

图11-13　头痛上罐部位示意图

十四、肩周炎

　　肩周炎是肩痛或肩关节活动受阻，经常是一侧出现，也可能是双侧出现。肩周炎主要是因为外感风寒所致，也与风湿有关，治疗其实很简单。只要在肩胛区（或者天秉区、中府区）拔排毒罐即可。肩周炎经常存在粘连的问题，妨碍上肢活动。在拔罐的同时，要加强筋骨的活动，这样可以加快治愈的进程。虽然可以进行推拿、按摩、小针刀疗法，但是，如果不坚持拔排毒罐，病灶不容易去掉。

【上罐部位】①后肺尖区（天秉区）；②前肺尖区（中府区）。也可以只在疼痛的部位上1罐。上罐一段时间后，应该逐渐加强关节活动。见图11-14。

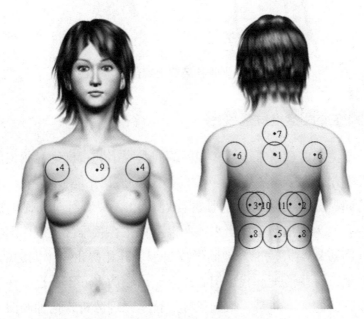

图 11-14　肩周炎上罐部位示意图

十五、坐骨神经痛

坐骨神经痛是指坐骨神经通路及其分布区的疼痛，表现为单侧或双侧自腰部或臀部沿大腿后面，小腿后外侧放射性或持续性的疼痛。

【上罐部位】①脾区；②肝区；③脐中区；④环跳区；⑤腰中区为第1组。⑥血海区；⑦尾根区；⑧左右结肠区；⑨左右腰区为第2组。见图11-15。

第十一章　常见疾病的上罐部位

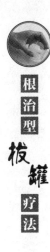

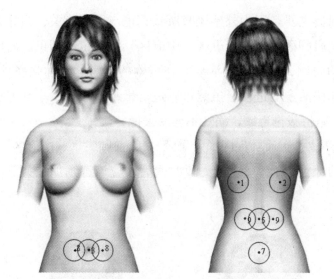

图11-15　坐骨神经痛上罐部位示意图

十六、颈椎病和腰椎间盘脱出

124

有一位沈阳的患者来电话，询问颈间盘脱出和腰椎间盘脱出能不能用这种拔罐方法治疗，并且说，有人认为已经脱出不能拔罐。

他的问题是一个带有普遍性的问题，也有人当面向我提出这个问题，一些人认为会把髓核拔出来，所以不主张在腰椎区拔罐。那些认为不能在肚脐拔罐的人也说会把肠子拔出来。开始提出这个问题的时候，我觉得似乎有一些道理。我也担心给人拔出毛病来，于是也有在腰椎的两侧先拔罐的倾向。但是，根据拔罐的科学原理分析，这种倾向是没有道理的。首先，不能认为拔哪个位置就会把那里的东西都吸拔出来，把骨头、肌肉都吸拔出来这是不符合科学原理的。脊髓与拔罐器之间还有肌肉和皮肤组织，皮肤组织内有毛细血管和微动脉、微静脉，它们之间有压力大小不同的关系。如果都这样想，不是不能在身体上拔排毒罐了吗？根据内呼吸的气体分压差原理和血液微循环原理，人体内的好的东西，有用的东西是不会被吸拔出来的。拔罐拔出来的是病态的东西，髓核是不会被吸拔出来的，能被吸拔出来的只能是髓核中的致病成分，所以，腰中区也是可以吸拔的。从我们自己和许多腰脱患者拔罐的情况看，拔罐以后的效果都比较好，而且，直接在腰椎拔罐，也没有出现不利于治疗的情况。

腰椎间盘脱出和腰肌劳损等都属于腰部疾病。根治拔罐有一个从哪排病的问题。因为腰椎是要承受重量和压力的，不要让病都从腰椎向外排，那样会增加腰椎的负担，使腰椎的疾病感觉不到缓解，感觉好得慢，所以我们要让其他部位的病尽量从其他部位向外排，让胃肠的病从前胸腹部排出，以减少疾病对腰椎的影响。但是腰椎部分的疾病只能从腰椎处向外排，所以，腰椎处还是要上罐的。要注意的是不要只拔腰中区，同时还要拔前胸的胃肠部位、侧腰区，避免只从腰中区排病，加重腰椎的负担，就像心脏病要后拔前后心区一样的道理。多从前面排病，要吸拔腰椎部痛点对应在前面的胃肠部位。另外，我们都知道，肾主骨，主腰，所以还要拔肾区。

在大多数情况下，颈椎和腰椎的疾病都与风湿有关，对于一些风湿不算重的人患腰脱，采用复位的方法，效果可能是明显的。但是对于风湿较重的人，复位的效果就不会那么明显。介于二者之间的人，复位以后，病症会暂时消失，过了一段时间，又会重新出现病症。风湿比较严重的人，腰椎疾病比较严重的人，连续几次复位，效果也不理想，就是因为风湿重，没有将病的根源去掉的原因。拔根治型罐虽然不能直接复位，但可以通过较长时间的拔罐，将致病的根源去掉。在拔根治型罐的过程中，旺盛的脉气，将移位的骨骼自然矫正，将轻度变形的骨骼恢复正常，使脱出的部分逐渐归位，这些都是可能的。所以，拔根治型罐可以治愈腰椎间盘脱出，只不过时间上可能慢一些，但是会彻底一些，更重要的是许多人的实践已经证明不会拔出髓核。

阜新的一位女患者在2008年7月2日的电话中告诉我，她因为腰痛开始拔根治型罐，在腰中区拔了1个多月也没见效，后来在两个侧腰区以及尾根区、环跳区连续拔了半年，感到效果挺好。但是她在大椎区的罐口拔了半年也没有拔净，新疱顶旧痂，给人没完没了的感觉。这是她身上的疾病比较多的原因。

腰部疾病和腰椎间盘脱出都可以参考上述部位选择上罐部位。对于急性腰扭伤，还可以在扭伤部位上罐，帮助恢复。

天津有一位动过手术的患有颈椎病的患者，颈椎不能转动，《根治型

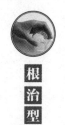
拔罐疗法》一书刚出版他就买了这本书，当他拔了半个月的罐时，颈椎就能转动了。

阜新有个强直性脊椎炎患者，在采用根治型拔罐疗法的过程中，出现眼球发红的现象，当时他去问医生，医生说是风湿活动所致。因为之前告诉过他会有病灶反应，他未慌张。他的腰部及附近很少出疱，在腹部附近却是一拔一罐疱。这也说明了腰椎有病的人常常并发胃肠疾病所致。

【上罐部位】颈椎病：①大椎区；②肝区；③脾区；④腰中区；⑤后肺尖区为第1组。⑥神道区；⑦华盖区；⑧脐中区；⑨左右肾区；⑩尾根区为第2组。

腰椎间盘脱出的上罐部位增加以下部位：⑪左右肠区；⑫左右腰区为第3组。⑬左右结肠区；⑭命门区为第4组。见图11-16。

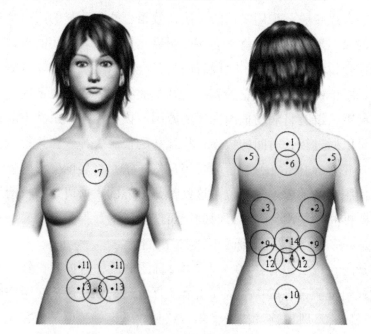

图11-16　颈椎病和腰椎间盘脱出上罐部位示意图

十七、风湿性关节炎、类风湿性关节炎

风湿性关节炎、类风湿性关节炎是表现在关节上的疾病，因为风寒、风湿侵袭经络，气血闭阻不通，引起关节常常是四肢出现酸、痛、麻、

胀、重，屈伸不利，甚至变形，其主要病因是由于风寒和风湿侵袭了关节。

中医认为，肝管四肢，主筋。四肢有病，并不是说肝有病变，而是说肝的调解能力差了，疏泄的能力差了，所以，肝区是应该拔罐的，包括肝上尖、肝下尖区，脾区也是如此，也包括脾上尖、脾下尖区（以后就不特别说明）。肝是储存血的，白天，肝把储存的血液输送到人体各部分组织中，包括四肢；晚上，各部分组织的血液回流到肝脏，储存起来。四肢有病，说明肝的疏泄功能不足，病灶部位的血液不能较好地进行新陈代谢，所以要吸拔肝区。脾是造血的，新鲜血液不足也不行，所以脾区也要拔。因为风湿属凉、属寒，寒在下，所以两腰区也是要拔的。

一般情况，胳膊有病，在前后肺尖区上罐，前后是对称的。就可以治好胳膊的病。因为根治罐的吸力大，留罐时间长，完全可以将胳膊的经脉疏通。腿上的病，在侧腰区或环跳区上罐，可以管腿。因为腿比较长，罐具的吸力到达得慢，有时为了加快治疗，在膝盖附近上罐作为辅助。实践当中，许多腿痛的患者向我们反映，在环跳区和血海区坚持拔根治型罐，效果也比较好，特别是在环跳区上罐，经常可以使发凉的腿恢复温暖，减轻和消除腿痛。

有人问到类风湿性关节炎怎么治，与风湿的方法基本类似，所不同的是，类风湿性关节炎常常引起骨骼变形，说明病已入骨，还应该重点拔肾区，肾主骨。

风湿病是比较普遍的病症，治疗的药物往往含有激素，或刺激心脏，或刺激胃。药物经常是暂时止痛，长期服药终究不是好的治疗方法。没有十全十美的事情，如果要舒舒服服治病，就要接受药物的副作用，想要没有副作用，就要忍受皮肤之痛，这就要看如何选择了。有人问我们：根治拔罐疗法最适合治疗哪些病，我们说，风湿病和类风湿病也是最适合根治拔罐疗法治疗的疾病之一。

生活环境的问题也是一个与风湿病密切相关的问题。以睡眠为例，人们如果总睡在没有热源的床上，就容易患风湿，因为接触凉的时间比较多。由于受凉，血液易凝结，不通畅，病灶处就会发凉。这也是许多患风湿的人手脚发凉的原因，也是风湿病的病因之一。还有一些人，睡觉时喜欢开门开窗，容易患风湿。开窗开门不要紧，关键是不要形成穿堂风。

【上罐部位】①大椎区；②肝区；③脾区；④腰中区；⑤前肺尖区为第1组。⑥神道区；⑦后肺尖区；⑧命门区；⑨尾根区；⑩左右腰区为第2组。⑪脐中区；⑫脾下尖区；⑬肝下尖区。见图11-17。

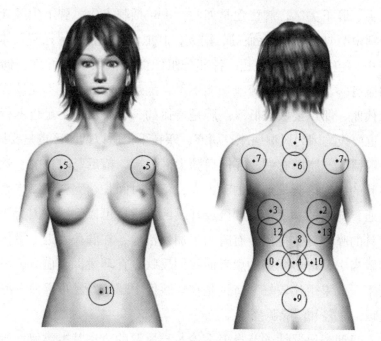

图11-17 风湿、类风湿性关节炎上罐部位示意图

十八、牛皮癣

牛皮癣是一个容易复发的疾病，所以，需要较长时间的吸拔，也是能够通过排毒拔罐治愈的。

【上罐部位】①大椎区；②肝区；③脾区；④腰中区；⑤前肺尖区为第1组。⑥神道区；⑦华盖区；⑧命门区；⑨脾上尖区；⑩肝下尖区为第2组。⑪脐中区；⑫脾下尖区；⑬肝上尖区；⑭血会区；⑮尾根区为第3组。见图11-18。

十九、疔疮、疖肿、痈

疔疮、疖肿、痈是火毒盛所致，常常伴有恶寒发烧，神昏头痛。采用根治拔罐的方法治疗效果是比较好的。凡是火毒引起的疾病都可以采

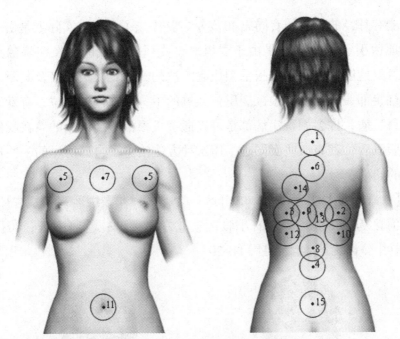

图 11-18 牛皮癣上罐部位示意图

用根治拔罐疗法治疗，在有毒头的位置可以上罐，排出脓栓，直至肿消愈合。也可以在其附近上罐，以使消肿。在肝区、脾区，包括肝脾上、下尖区上罐，帮助消除火毒。

【上罐部位】①后肺尖区；②大椎区；③脾区；④肝区；⑤后胃区为第①组。⑥神道区；⑦后心区；⑧左、右肾区为第2组。见图11-19。

二十、妇科疾病

现代医学认为，妇女一般在50周岁的时候停止月经。实际上，妇女月经停止的早晚与本人身体健康状况有直接的关系。只要人体气血运行正常，身体的各部分都处于健康的状态，理论上讲，妇女的月经是可以保持到健康状态所能够达到的年龄，55周岁左右

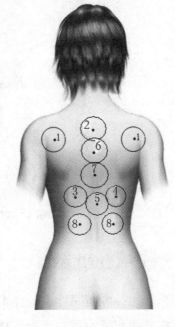

图 11-19 疔疮、疖肿痛
上罐部位示意图

第十一章 常见疾病的上罐部位

都可能有月经的。有的女同志40岁左右就停止了月经，实际上是由于疾病的原因引起的，特别是由于受风寒、受风湿造成的，在疾病治愈以后，月经能够恢复。根据根治型拔罐疗法的经验，吸拔肚脐及其附近区域、绕腰部一圈以及尾根区、尾根两侧的中膂区在内的部位，有助于治疗妇科疾病，许多妇科疾病都是可以通过拔根治型罐治愈的。在我们的书出版以后，就有一些女同志，用这种方法治愈了自己所患的一些比较特殊的妇科疾病。

【上罐部位】①大椎区；②肝区；③脾区；④腰中区；⑤左右肾区；⑥气海区为第1组。⑦左右小腹区；⑧左右腰区；⑨脐中区；⑩尾根区；⑪中膂区为第2组。见图11-20。

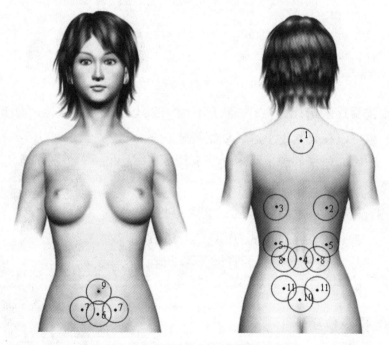

图11-20　妇科疾病上罐部位示意图

二十一、小儿发热

儿科疾病同样也能经常应用拔罐。对由于火大、发热造成的儿科疾病，在儿童的后心区上一罐，可以解决感冒、发热的问题。经常给儿童在后背上罐，能够预防和治疗感冒。见图11-21。

二十二、小儿消化不良

小儿由于脾胃功能较弱，易患消化不良等疾病，在相应的区域拔罐，可以解决儿童厌食、消化不良、腹泻等问题。

【上罐部位】①神道区；②后胃区。见图11-22。

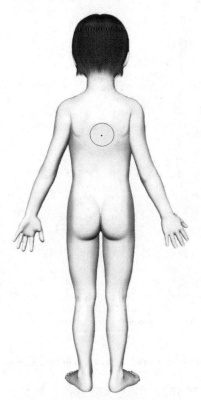
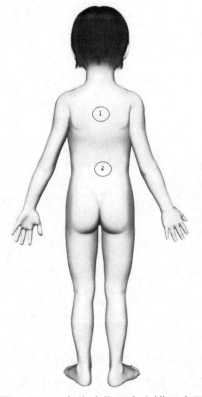

图11-21 小儿发热上罐示意图   图11-22 小儿消化不良上罐示意图

二十三、小儿遗尿

3周岁以上儿童若不能自控排尿，每睡自遗，形成习惯，则为病态。
【上罐部位】①命门区；②尾根区。见图11-23。

二十四、百日咳

百日咳流行于冬末春初，以5岁以下儿童多见，易诱发肺炎等病，表现为低热咳嗽、流涕，偶有喷嚏，与普通感冒相似。1~2天后发热等一

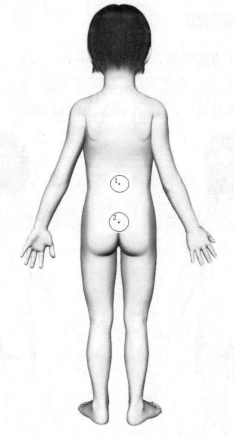

图11-23　儿童遗尿上罐示意图

般症状减轻，但咳嗽却逐渐加重，常为日轻夜重。1周后，咳嗽呈阵发痉挛状，咳声短促，连续十数声而无吸气间隙，继之咳嗽暂停，伴以深长吸气。当深吸气时，发出一种特殊的回声，回声一停，又开始咳嗽。如此反复多次，排出大量呼吸道分泌物和胃内容物后，方使痉咳暂停，一般持续月余。

　　【上罐部位】①神道区；②胃脘区；③后胃区。见11-24。

　　许多的儿科疾病，都是可以通过拔罐治愈的。

　　幼儿上罐，5~15分钟就可以，或者几秒钟都行，吸力不用太大，只要能上住罐就行，即使掉罐，再上一遍就是了，每次一罐就可以，多拔几次。

　　吴彪老先生有一次在朋友家中遇到了一个8个月大的婴儿，这个婴

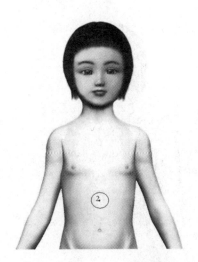
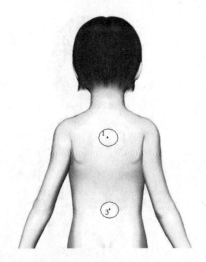

图11-24　百日咳上罐示意图

儿出生不久就因为腹泻而天天服用土霉素（过去的年代，只有这种药）。他看到了这个情景，就用根治罐的二号罐在孩子的尾根处轻轻地上了一罐，稍停了5分钟，这个孩子就不再腹泻了，当然也不用再服土霉素了。

二十五、耳部疾病

耳部疾病主要有中耳炎等。在排毒拔罐的过程中，往往不是为了治疗耳部疾病，却无意之中将中耳炎治愈了。在拔排毒罐的过程中，经常由耳内向外流脓水，或者是耳后鼓脓包，重罐一段时间以后，逐渐消失直至痊愈。

有人为一个耳背的患者拔了15天排毒罐以后，他的听力明显恢复，也有的人直接在耳后用小号罐吸拔，治疗耳内疾病，效果也是比较好的，只不过我们为了美观起见，尽量不在头部上罐。

【上罐部位】①大椎区；②命门区；③后肺尖区；④肝区；⑤左右肾区；⑥脾区为第1组。⑦神道区；⑧侧颈区；⑨脾下尖区；⑩肝下尖区；⑪后心区；⑫后胃区，⑬左右胃区为第2组。见图11-25。

二十六、荨麻疹

荨麻疹是一种常见的过敏性疾病，发病迅速，皮肤突然间出现形状不同、大小不等的风团，呈红色，奇痒或兼有腹痛、腹泻，慢性者常反

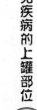

第十一章　常见疾病的上罐部位

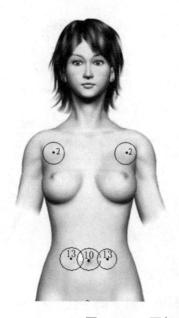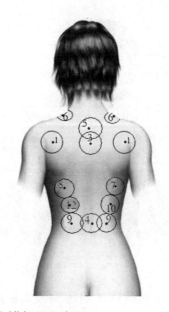

图11-25　耳部疾病上罐部位示意图

复发作。

　　一位从事足疗行业的老师在一个荨麻疹患者身上采用排毒拔罐疗法，患者身上许多的疙瘩，拔了五六天就将病治好了。

　　【上罐部位】①神道区；②腰中区；③脾区；④肝区；⑤前后肺尖区；⑥左右肠区。见图11-26。

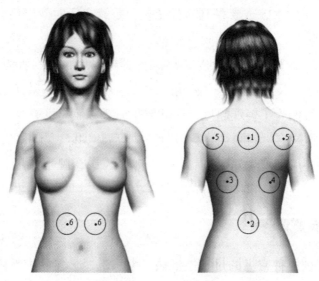

图11-26　荨麻疹上罐部位示意图

二十七、湿疹和带状疱疹

【上罐部位】①神道区；②腰中区；③脾区；④肝区为第1组。⑤后肺尖区；⑥脾下尖区；⑦肝下尖区；⑧血会区；⑨尾根区为第2组。见图11-27。

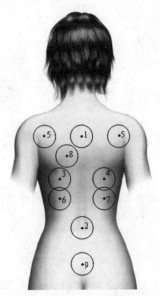

图11-27　湿疹和带状疱疹上罐部位示意图

二十八、肾部疾病

肾部疾病的拔罐，主要是在肾区、命门区以及对应在前胸的脐中区上罐。根据中医五行的原理，肺属金，金生水。肾的疾病常常与肺部有关，所以，也应该吸拔肺部的部位，比如前后肺尖区、肺区、华盖区和神道区。由于肾腰与前胸的腹部有直接的关系，所以，肚脐和肚脐两侧都是应该吸拔的。

就像我们自己经常叩打肾区，如果感到有痛感，就立刻在肾区拔罐，对预防和治疗肾部疾病都是有好处的，也有一些患者通过自己坚持拔根治型罐，治愈了所患肾病。

【上罐部位】①脾区；②肝区；③肚脐；④大椎区；⑤命门区；⑥前肺尖区为第1组。⑦尾根区；⑧左右结肠区；⑨左右肾区为第2组。⑩神道区；⑪侧腰区；⑫肝下尖区；⑬脾下尖区为第3组。见图11-28。

135

第十一章　常见疾病的上罐部位

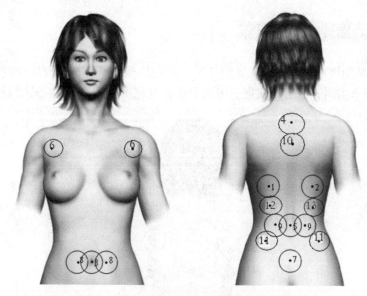

图11-28　肾部疾病上罐部位示意图

二十九、眼部疾病

　　根据中医的理论，眼部疾病与五脏六腑有关，尤其与肝、肺、肾、胃、心有关，所以，应该吸拔与脏腑相关的部位。当然，也应该在距离病灶近的部位上罐。

　　《中华医药》节目介绍过一位著名医生采用转眼球和按摩承泣穴的方法，治愈了自己所患白内障的事情，道理是通过转眼球促进眼部的血液循环，通过按摩承泣穴，使胃经的经气能够更多地到达眼部，供给眼部足够的营养。根据这个道理，结合在病灶和病灶附近上罐的道理，也应该在眼部周围拔罐。由于眼部周围不易吸住罐具，现有的罐具是不容易上罐的。但是，现在有了重圆按摩拔罐机，可以在眼部周围进行按摩式的拔罐，对于促进眼部周围的血液循环，有较好的作用。

　　【上罐部位】①大椎区；②前肺尖区；③命门区；④脾区；⑤肝区为第1组。⑥后肺尖区；⑦中枢区；⑧左右肾区；⑨胃脘区为第2组。⑩脾下尖区；⑪肝下尖区；⑫脐中区；⑬华盖区；⑭神道区；⑮大包区为第3组。⑯肠区；⑰前心区；⑱左右结肠区为第4组。见图11-29。

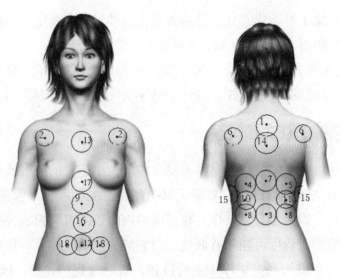

图11-29　眼部疾病上罐部位示意图

三十、尿频尿急

尿频尿急是一个困扰许多人的疾病，是一些老年人经常遇到的问题，多由前列腺肥大等病引起。有人希望找到一个既有效又省钱的治疗方法。其实，根治型拔罐就是这样的一种方法。可以直接在前列腺的体表部位，重点在脐中区上罐，就能够解决这个问题。只要你不轻视拔罐，就会找到这样的方法。

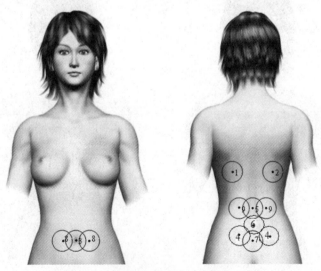

图11-30　尿频尿急上罐部位示意图

治疗时除了肝、脾、肾、胃需要吸拔以外，重点要吸拔小腹和腰骶部，即腰腹四周，特别是肚脐，是必须经常吸拔的部位。

【上罐部位】①脾区；②肝区；③肚脐；④中膂区；⑤命门区为第1组。⑥腰中区；⑦尾根区；⑧左右结肠区；⑨左右肾区为第2组。见图11-30。

三十一、复发性口腔溃疡

复发性口腔溃疡是口腔黏膜反复发作的大小不等的圆形或者椭圆形溃疡。伴有局部烧灼疼痛，多发于唇内侧、舌尖、舌缘、舌腹、颊部、腭弓等部位。因为易反复发作，在拔罐治疗时也随着病根的去除而有排病反应。拔罐过程中可能伴有低烧、口腔溃疡严重发作等。低烧实际上是人体内的免疫力同炎症作斗争的过程，这一过程的长短，因人而异，因病的程度而异。

中医认为，心气开于舌，足阳明胃经入口，冲脉环口唇。口腔溃疡大都因心火炽盛，胃火盛而熏染于口。

【上罐部位】①胃脘区；②左右结肠区；③命门区；④脾区；⑤肝区为第1组。⑥肚脐；⑦中枢区；⑧左右肾区；⑨大椎区为第2组。⑩华盖区；⑪后心区；⑫后胃区；⑬左胃区；⑭右胆囊区为第3组。见图11-31。

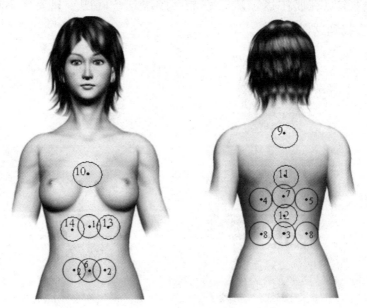

图11-31 复发性口腔溃疡上罐部位示意图

三十二、鼻部疾病

鼻部疾病包括慢性鼻炎、鼻出血等鼻部疾病。胃和大肠的阳明经通于鼻，中医认为肺和大肠为表里。正常情况下，肺呼吸的清气经过新陈代谢以后，产生的浊气应该通过胃和大肠经排出，如果胃肠不通畅，阻碍了浊气下降，则会形成慢性鼻炎等鼻部疾病。所以，应该多吸拔肺区和胃肠区。

当鼻子不透气的时候，人们经常在迎香穴进行按摩，病状就可以缓解，同样，对于鼻部疾病，还应该在病灶部位拔罐。由于现在有了拔罐机，采用按摩式的拔罐方法，配合前胸后背的拔罐，能够起到更好的效果。

【上罐部位】①神道区；②腰中区；③脾区；④肝区；⑤后肺尖区为第1组。⑥左右肠区；⑦大椎区；⑧胃脘区；⑨华盖区；⑩后胃区为第2组。⑪肚脐；⑫前肺尖区；⑬左胃区；⑭右胆囊区为第3组。见图11-32。

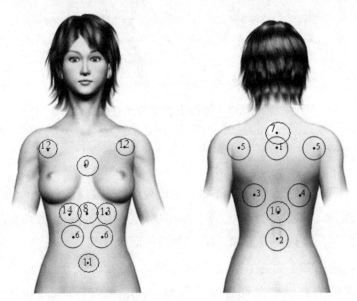

图11-32　鼻部疾病上罐部位示意图

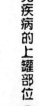

三十三、痤疮

痤疮又称粉刺，是一种毛囊、皮脂腺的慢性疾病。好发于颜面、胸背部，可形成黑头、白头粉刺以及丘疹、脓疱、结节囊肿等损害，在青春期男女中发病率较高，青春期过后，自然消退。在粉刺起后，千万不要用手去抠，以防发炎，特别是在面部三角区内、鼻尖附近。痤疮病因大都为血热所致，可由脾胃积热，肺经血热及遗传因素所致。虽然会消退，但是病灶依然存在，应该及时治疗。

【上罐部位】①后肺尖区；②脾区；③肝区；④前肺尖区；⑤神道区；⑥胃脘区；⑦后胃区；⑧脐中区；⑨华盖区。见图11-33。

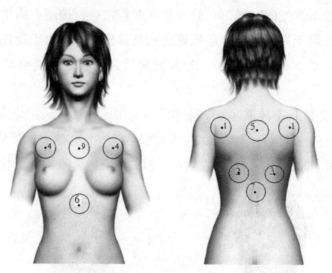

图11-33　痤疮上罐部位示意图

三十四、瘰疬

瘰疬，即颈淋巴结结核，俗称"老鼠疮"，是结核杆菌侵入颈淋巴结引起发炎所致，多发生于青少年。多因肝气郁结，气郁化火，外感风热，痰火上升，以致营卫不和，结于颈项，而生瘰疬。

瘰疬初起形如小豆粒，渐大如梅李核，或一个或三五个成串，不红不热，按之略有移动。急性者身发寒热，皮色微红，局部肿瘤为实证。慢性多年不愈，伴有潮热，食欲不振，周身乏力，多为虚证。倘若破溃，形成瘘管，难以愈合。

【上罐部位】①神道区；②前肺尖区；③命门区；④脾区；⑤肝区为第1组。⑥胃脘区；⑦中枢区；⑧左右肾区；⑨大椎区为第2组。若破溃处能够上罐，可以用大罐罩住破溃处拔根治型罐，直至愈合为止。见图11-34。

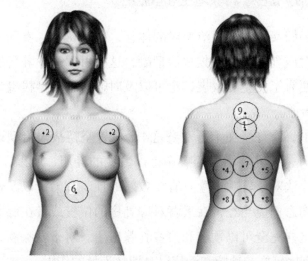

图11-34　瘰疬上罐部位示意图

三十五、三叉神经痛

　　三叉神经痛是在三叉神经分支范围内反复出现阵发性短暂剧烈疼痛，一般指原因不明的原发性三叉神经痛。疼痛多位于上下唇、鼻翼、眼眶等处，并向外放散。其病因多为外邪侵袭，阻滞经络，气血瘀滞或肝郁化火，风火上扰所致。

　　在以上拔罐部位上罐以后，还可以通过电动拔罐机，在三叉神经疼痛的部位采用按摩式的拔罐。

　　【上罐部位】①后肺尖区；②前肺尖区；③大椎区；④脾区；⑤肝区；⑥命门区为第1组。⑦神道区；⑧胃脘区；⑨脾下尖区；⑩肝下尖区为第2组。见图11-35。

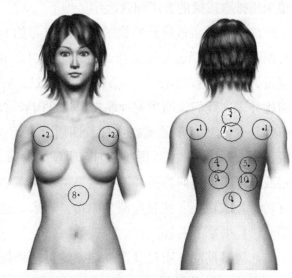

图11-35　三叉神经痛上罐部位示意图

三十六、预防和治疗乳腺增生和乳腺癌

　　根据许多妇女同志拔根治型罐的体会，我们认为：女同志应当及时在后背，在对应乳房的位置拔根治型罐，这样可以减少乳房疾病的发生和发展。即便有了发生和发展，也可以及时通过根治型拔罐疗法或者配合其他疗法治愈。

　　在读者中，有许多在上下左右这4个位置坚持拔根治型罐，治疗其他疾病的同时，使乳腺增生的疾病得以治愈的经历，所以，我们认为：根治型拔罐疗法对于乳腺增生具有比较好的预防和治疗以及辅助治疗的作用。妇女同志们应当经常在后背对应乳房的位置或者在肝区、脾区拔根治型罐，这样完全可以预防和治愈乳腺增生。对于乳腺癌，根治型拔罐疗法也具有比较好的预防和治疗以及辅助治疗的作用。

　　《排毒拔罐疗法》一书出版以后，有乳腺癌手术以后的患者陆续使用排毒拔罐疗法，身体一直比较好的情况。

　　在2005年的时候，一位手术过的乳腺癌患者出现了复发的情况，听到癌友的介绍，知道了《排毒拔罐疗法》一书，就去买了1本，也没有向我们咨询，抱着"死马当活马医"的想法，在医院药物治疗的同时，也采用排毒拔罐的方法配合治疗。

　　这位患者买过我们的拔罐器，2008年的1月11日，因为排气筒的拉杆断了，来我们这儿换拉杆，同时向我们介绍了她的情况。她自述因为复发，用排毒拔罐治疗，前胸后背都拔过，在病灶的四周也上罐拔。当时她并未向我们说明患何种癌症，只是指着右乳房下面的部位说，"我觉得病灶这儿热，于是就在病灶及四周上罐。"我们也不便仔细询问。她说，"在拔了以后，经检查癌细胞明显减少"，肿瘤科的主治医生问她做过放化疗吗？她回答说"没有。"医生问她是否知道是什么原因使她有了好转，她就说出了拔排毒罐的事情。后来，这位医生将她买的《排毒拔罐疗法》书拿了去看。

　　在拔罐期间，有过几次发热，她仍坚持拔罐，结果也退了热。据她介绍，刚开始的时候，她也是每次留罐40分钟以上，坚持了1个多月，后来，觉得实在忍受不了那么强烈的疼痛，于是就每个部位留罐20~30

分钟，但是每天上罐2~3次，一直坚持到现在。她和她的爱人几次对我们说："多亏了拔罐!"

这位手术过的乳腺癌患者对排毒拔罐疗法了解得并不很多，并没有听过我们的详细讲解，当初只是抱着一个"拔拔看，有了效果就继续拔"的想法。她也不了解病灶反应的情况，所以，当她感到难受的时候，就去住院，在医院住院就不能拔罐，强一些，回了家就继续拔罐，同时因为拔罐的疼痛，时有间断，如此过了一年又一年。当我们向她了解癌细胞的情况时，她说一直都在正常的范围内，住不住院变化都不大。这些情况说明：如果医生能够了解排毒拔罐疗法，在她住院的期间继续拔排毒罐，而不是停止拔罐，不给癌细胞以喘息的机会，也许治疗的效果会更好一些。当然，在住院期间停止了拔罐，客观上使患者得到了休息，使她没有出现虚弱无力的感觉，这也是我们在分析时要认识到的。

上面的这个病例告诉我们，对于已经手术或者通过有效的方法基本清除癌细胞病灶以后，通过根治型拔罐疗法，可以将剩余残留的病灶活动起来，进一步排除，从而彻底治愈。

对于乳腺增生和乳腺癌的拔罐部位，主要是在病灶和病灶最近的部位上罐，主要有：肝区、脾区、前后肺尖区、大包区、华盖区、神道区，必要的时候，乳房也是可以上罐的。这些部位不用同时都上罐，可以逐步都拔到就可以，根据具体情况选择上罐部位。

【上罐部位】①神道区；②前肺尖区；③命门区；④脾区；⑤肝区为第1组。⑥胃脘区；⑦中枢区；⑧左右肾区；⑨大椎区为第2组。⑩大包区；⑪左右肺区；⑫后心区；⑬华盖区；⑭左胃区；⑮右胆囊区为第3组。见图11-36。

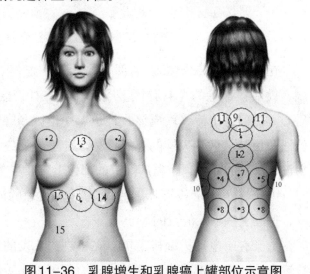

图11-36　乳腺增生和乳腺癌上罐部位示意图

三十七、脑瘤

前面有脑瘤的章节，我们在这里介绍根治型拔罐疗法治疗脑瘤的上罐部位图，供读者参考。

【上罐部位】①大椎区；②后心区；③命门区；④后肺尖区；⑤侧颈区；⑥前心区为第1组。⑦神道区；⑧中枢区；⑨左右肺区；⑩腰中区；⑪肝区；⑫脾区为第2组。⑬大包区；⑭左右肾区；⑮胃脘区；⑯前肺尖区为第3组。见图11-37。

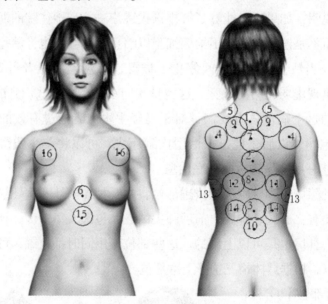

图11-37　脑瘤上罐部位示意图

在拔罐期间，脊椎上的部位，始终不能停，比如大椎区如果不上罐，就要在邻近的左右肺区上罐，就要在神道区上罐，如果不在大椎、后心、命门区上罐，就应该在神道、中枢区和腰中区上罐。在脊椎的部位以及后肺尖区到大椎的连线这一段，也要始终都有罐在上。尽量在耳后没有头发的部位，距离病灶近的部位上罐，尽量在病灶部位上罐。

由于有了足疗拔罐器，在前胸后背拔罐的同时，也开始在腿部拔罐，达到上病下治的目的。

由于有了电动拔罐机，可以在不剃去头发的情况下，采用按摩式的拔罐方法，在头部拔罐。开始拔罐力度可以小一些，留罐时间可以短一些，逐渐增加力度，逐渐增加留罐时间。

三十八、强直性脊柱炎

在前面介绍的病例中，确切地增加了强直性脊柱炎，这是因为甘肃的那位患者证实了根治型拔罐疗法对这种疾病有疗效，尽管以前也有关于这方面的反馈信息。根据他的经验体会和我们的认识，介绍这种疾病拔罐的上罐部位。重点是要在脊椎上面拔罐，还要在脊椎两侧拔罐。

【上罐部位】①大椎区；②后心区；③命门区；④脾区；⑤肝区；⑥前心区为第1组。⑦神道区；⑧中枢区；⑨左右肺区；⑩腰中区；⑪后肺尖区为第2组。⑫前肺尖区；⑬大包区；⑭左右肾区；⑮脐中区；⑯后胃区；⑰胃脘区为第3组。见图11-38。

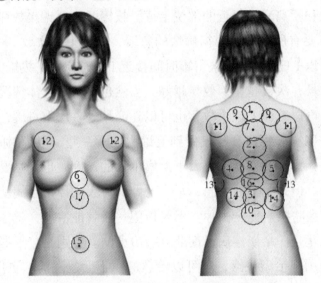

图11-38　强直性脊柱炎上罐部位示意图

三十九、癌症

由于癌症的特点，应该多种方法结合治疗癌症，特别是在不同的发病阶段。中医药的治疗是首选，根治型拔罐疗法应该是其中一个充分必要的选择，因为只有这样，才能有更大的把握，才能得到根治。

根治型拔罐疗法，不是一味要求拔出疱，在前胸后背拔罐，再配合腿部拔罐，是比较恰当的拔罐方式。

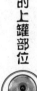

许多人都在为防止癌细胞转移而动脑筋想办法，也有一些患者希望通过拔罐的方法治愈所患的癌症。我们认为：一方面，如果在治疗中注重提高患者的免疫力，就有可能防止转移的发生。另一方面，许多患者在没有被发现患有癌症的时候，不也是比较正常地生活吗！尽管是被发现已经晚期，这说明只要不使病症发展，就可以延长生命，也可以逐渐战胜它。所以，我们不一定急于迅速消灭癌细胞，而是逐渐消灭，一点一点消灭的方法，不急于将病灶都活动起来，应该在增强免疫力的同时，逐步减少病灶，这也是一旦采用根治型拔罐时的策略。

各部位癌症的拔罐方法，已经包括在各部位疾病的拔罐方法中了。所注意的是如果所患病种类多，需要参考方法也稍多。脾上尖、肝上尖、脾区、肝区、肾区、肺区、胃区都是少不了要上罐的。主要原则是尽量在病灶和距离病灶最近的部位上罐。拔罐时，上罐次数和留罐时间与一般病症要有所区别。根据病情的急缓，确定上罐次数。一般来说，上罐次数可以1日2次，每次留罐时间接近1小时为好，拔罐力度越大，留罐时间越长，次数越多，效果越好，当然也要根据具体情况。若患者难以承受，可以减少上罐个数，也可以在病灶处一次上一罐，病灶周围轮流上罐，以减轻疼痛。尽量做到上罐力度大一些，留罐时间长一些。一定要知道：排病的速度，要大于疾病生长的速度，也就是要能控制住病情的发展。但是也不能太急，基本上做到每天去掉一层病就可以，积少成多，就会将疾病完全去掉。不要指望一天就能治愈，就像有位专家说过的，这就是一个慢性病，逐渐就会治愈的。特别是：根据排毒拔罐的原理，采用根治型拔罐，是可以治愈的，不会复发的。更重要的是：通过排毒拔罐疗法，会预防肿瘤的发生，这也是我们介绍排毒拔罐疗法的意义。

结束语

采用根治型拔罐疗法，能够治疗许多种疾病，能够治疗许多种疑难病症，所以我们把这种方法推荐给广大人民群众。许许多多的人患有各种各样的疾病，给他们的家庭带来的是疾病的折磨和痛苦。由于长时间，甚至长年的治疗，使许多家庭的经济能力承受不住，给一些不是患者的人们精神上带来巨大的压力。根治型拔罐疗法为他们提供了这样的方法，既能治愈疾病，又能降低经济负担，又不影响工作和休息。

"病来如山倒，病去如抽丝"。根治型拔罐疗法就是像抽丝一样，将身体内的垃圾和病气一点儿一点儿地抽出去。指望一两次拔罐就将几年、十几年、甚至几十年所患的疾病治愈、治彻底，是不可能的，也是不现实的，但是，采用此法是可以治愈的。

我们看到许多人患有多种疑难杂症，很长时间没有找到治愈的方法，而接受了此种方法治疗，经过一段时间的治疗，终于治愈了顽症，甩掉了针罐和药箱，正因为如此，我们更愿意把根治型拔罐疗法推荐给广大群众。

在2010年8月17日晚上七八点钟的时候，一位51岁的女同志在电话中很有感触地对我们说："在看到这本书（指《排毒拔罐疗法》）的时候，想起了15年前，我的丈夫患病，让她们给拔罐，当时拔出黄水以后不敢拔了，后来过了1年的时间就去世了，如果当时知道了这种拔罐方法，继续拔下去，也许我丈夫不能那么早就走了。"通过她的这段话，可以想象到推广这种拔罐方法是多么的重要。

医疗的问题，涉及人民的身体健康，不应将其简单地作为刺激经济发展的筹码。既然知道"气"的疗法可以进一步提高人民的健康水平，就不应当一味地强调单纯的"血"的疗法，不应当单纯依靠药物的疗

结束语

法。增加药物的生产，固然可以提高国民生产总值，但是也浪费了人类的宝贵资源，甚至影响人民群众的健康！

李志锐